Die Areolae

des

Johannes de Sancto Amando

(13. Jahrhundert)

nach Handschriften der Königlichen Bibliotheken zu Berlin und Erfurt zum ersten Male herausgegeben,

ein Beitrag
zur Literaturgeschichte der Arzneimittellehre im Mittelalter

von

Dr. **Julius Leopold Pagel,**
pract. Arzte u. Privatdocenten an der Universität zu Berlin.

Berlin.

Druck und Verlag von Georg Reimer.

1893.

Herrn Geheimen Medicinalrath

Professor Dr. Virchow

zu seinem 50jährigen Doctorjubiläumstage,

dem 21. October 1893

in Dankbarkeit
ehrerbietigst gewidmet
vom
Herausgeber.

„In der That ist die Geschichte jeder Wissenschaft ebenso unergründlich wie sie selbst. Sie muss wiederholt von verschiedenen Gesichtspunkten aus geschrieben und umgeschrieben werden etc.“

(Meyer, Gesch. der Bot. I p. VI.)

Vorrede.

Die Schrift, welche hiermit der Oeffentlichkeit übergeben wird, liefert einen kleinen Beitrag zur Literaturgeschichte der Arzneimittellehre, bezw. Therapie im Mittelalter. In erster Linie für die Historiker der Medicin resp. auch für gelehrte und quellenkundige Pharmacologen bestimmt, wird diese Arbeit vielleicht noch in einem etwas weiteren Kreise von Praktikern, denen historische Studien an sich ferner liegen, Anklang finden. Um das zu erreichen, d. h. die Lectüre auch für die letztgenannte Kategorie von Aerzten zu erleichtern und verlockender zu gestalten, habe ich da, wo ich es zum Verständniss für unbedingt erforderlich hielt (aber auch nur da) Anmerkungen sprachlicher und sachlicher Natur, der Raumersparniss wegen als Endnoten, hinzugefügt. Der Leser wird daraus ersehen können, dass ich mich nicht auf die blosse mechanische Copie des Textes beschränkt, sondern auch eingehendere comparative Quellenstudien zur Materie selbst nicht gescheut habe. Alle Notizen aus den von mir zu diesem Zweck benutzten Werken konnten unmöglich reproducirt werden, wie denn auch aus begreiflichen Gründen von der Beigabe einer sog. familiaris interpretatio für die bekannten, auch den Modernen geläufigen Arznei-Namen abgesehen werden musste. Wissenschaftliche Arbeiten sind kein Schlaraffengebiet, wo die Früchte von selbst in den Schoss fallen. Wer nur an schneller, flüchtiger und oberflächlicher Lectüre sich ergötzen, dagegen eigenen Forschens und Nachdenkens gänzlich entrathen will, der lasse seine Hand von diesem Buche. — Noch ein Wort pro domo möge mir an dieser

Stelle verstattet sein: Die lächerliche Prätension, mit Publicationen, wie der vorliegenden und einigen anderen von mir gelieferten literarischen Beiträgen, Arbeiten von streng historischem Character geleistet zu haben, liegt mir absolut fern. Würde ich diesen Gedanken je hegen, so dürfte man mich für an monomanie des grandeurs erkrankt und denjenigen, der mir diese Anmassung imputirt, für einen Narren halten. Aber dass Arbeiten der oben erwähnten Art, wie Einzelne vielleicht zu glauben scheinen, auf „untergeordneter geistiger Thätigkeit" beruhen und werthlos sind, kann ich durchaus nicht zugeben. In einer Selbstanzeige meiner „Chirurgie des Joh. Mesuë" (D. Med. Ztg. 1893 No. 36 p. 407) habe ich diesen Tadel bereits gehörig beleuchtet. Hier darf ich noch hinzufügen, dass nur Banausen, denen der Begriff der universitas literarum fremd ist, so lieblose Urtheile und verächtliches Achselzucken haben für Arbeiten, die zum Mindesten doch als literarhistorisches Material einen gewissen Werth besitzen und als solche auch zu meiner grossen Freude von allercompetentester Seite[1]) Anerkennung gefunden haben. Für mich selbst bilden diese Veröffentlichungen gewissermassen nur das, was die Späne beim Holzfällen sind. Ursprünglich vor die Aufgabe gestellt in rein receptiver Absicht quellenmässige Geschichtsstudien speciell der alten und der nach der literarischen Seite noch sehr dunkeln und verworrenen mittelalterlichen Geschichte obzuliegen, stiess ich zunächst auf ein anatomisches Werk, das mir der Mittheilung werth erschien und nicht bloss mir, sondern auch dem hochverehrten Herrn Jubilar, dem diese Schrift gewidmet ist, der als echter Historiker im universellen Sinne und mit genialem Kennerblick ohne Gleichen bewaffnet, als ich ihm das Manuscript zur eventuellen Benutzung für sein Archiv unterbreitete, gleichfalls den historischen Werth desselben erkannte und mir durch eine Empfehlung an Herrn

---

[1]) So u. A. auch von Geh. Obermedicinalrath Dr. von Kerschensteiner in München, dem ich für seine wohlwollende und äusserst schmeichelhafte Beurtheilung meiner geringen Leistungen vielen Dank schulde und hiermit ausspreche. — Wie wichtig übrigens die Kenntniss der alten und mittelalterlichen Mittel für das Verständniss der Volksmedicin ist, dafür habe ich an anderer Stelle Andeutungen geliefert (vergl. meinen kleinen Aufsatz „Alte Therapie" in D. Med. Ztg. 1893 No. 63 p. 702).

Verleger Reimer die Möglichkeit der Publication erwirkte, wofür ich Herrn Geh. Rath Virchow Namens der von mir gepflegten Wissenschaft zeitlebens zu Dank verpflichtet bleibe. Der Anatomie des Heinrich von Mondeville folgte später eine Reihe chirurgischer Documente (von Wilh. v. Congeinna, Mondeville, Pseudo-Mesuë [1]); hieran schliessen sich in dieser Ausgabe und in einigen Dissertationen meiner Schüler und Collegen Pfeffer, Paderstein, Eicksen einige mehr die innere Medicin betreffende Schriftstücke, und so hoffe ich, falls mir auch noch die Edition der sehr interessanten Concordanciae des Joh. v. St. Amand vergönnt sein sollte, von denen ich eine Copie besitze, nach und nach gewissermassen die Materialien zu einem vollständigen System mittelalterlicher Pathologie und Therapie der Oeffentlichkeit unterbreitet haben zu können. Erst wenn der Bauplatz von allen diesen „Spänen und Abfällen" frei, die nöthige Ordnung und Sichtung des Materials vorgenommen ist, dann mag der eigentliche Aufbau, die mehr philosophisch und kritisch gehaltene, reflectirende und zusammenfassende Betrachtung, mit einem Wort die Geschichts**schreibung** beginnen. Die Zeit muss es lehren, ob mir auch hierzu Kraft und Musse zu Gebote stehen werden. Einstweilen fühle ich mich in der „untergeordneten" Handlanger-Rolle des historischen Materialiensammlers recht glücklich, weil ich der Hoffnung lebe, dass diese Thätigkeit nicht fruchtlos bleiben, wenn sie auch wahrscheinlich erst in einer späteren Zeit anderen berufeneren, den eigentlichen Baumeistern, zu Gute kommen wird. Meines Erachtens müsste aber die Geschichtsschreibung früherer Perioden vollständig stagniren, der Bau immer wieder dieselbe fehlerhafte Construction, die Façade denselben einförmigen Anstrich zeigen, wenn nicht durch frische Quellenstudien, durch Herbeischaffung neuer Documente für eine gesundere, bessere Ausgestaltung gesorgt würde. Irrthümlich ist die Annahme, dass es sich bei **allen** mittelalterlichen Producten um mehr oder weniger veränderte Redaction eines und desselben Inhalts handelt, dass der Faden stets derselbe bleibt und nur eine andere Nummer gesponnen wird. Einige Autoren — und besonders gilt dies von den Chirurgen des Mittelalters — haben sich nicht damit begnügt, die An-

---

[1]) Hierzu vergl. noch die ergänzende Inauguraldissertation von F. A. Sternberg (Berlin 1893).

schauungen ihrer Vorgänger wiederzugeben, sondern auch individuelle Beobachtungen und Erfahrungen hinzuzuthun nicht verfehlt. Dass dabei mitunter ganz brauchbare Gesichtspunkte, ja sogar originelle Ideen zu Tage getreten sind, hat uns Mondeville bereits gelehrt, in geringerem Masse finden wir es auch, wie in der folgenden Einleitung gleich gezeigt werden wird, bei Joh. v. St. Amand. Und wenn nur das Eine bei der Veröffentlichung herauskommt, dass auf diesem Wege die beste authentische Information über die hervorragenden Repräsentanten der Medicin im Mittelalter für weitere Kreise ermöglicht wird, so rechtfertigt sich jene dadurch allein schon genügend. — Handelte es sich beispielsweise um die Entscheidung darüber, welchem von zwei Autoren die Palme gebührt, ob demjenigen, der ein medicinisches Geschichtswerk producirt wie weiland der Hallenser Professor der Medicin Ludwig Hermann Friedländer in seinem von Anfang bis zu Ende elegant geschriebenen, geistreichen, von grossartiger Auffassung zeugenden leider aber stellenweise auch sehr abstrusen und stark naturphilosophisch gehaltenen „Vorlesungen“ oder einem Forscher, der, wie s. Z. Ludwig Choulant durch nüchterne Mittheilung zahlreicher, neuer Daten und exacter Beläge unser historisches Wissen direct gefördert, so möchte ich wenigstens nicht zweifelhaft darüber sein, dass mit den Arbeiten des letzteren unserer Wissenschaft ein besserer Dienst geleistet ist.

Gern hätte ich gewünscht, heute bereits mit dem früher in Aussicht gestellten zweiten Theil meiner Chirurgie des Heinrich von Mondeville hervortreten zu können. Da jedoch die von Herrn E. Nicaise zu Paris mit meiner Erlaubniss veranstaltete französische Ausgabe sich bereits unter der Presse befindet, so habe ich zunächst das Ergebniss dieser abzuwarten, bevor ich dem deutschen Publicum die bei der kritischen Verarbeitung gewonnenen Resultate meiner Studien unterbreite.

Schliesslich entledige ich mich noch der angenehmen Pflicht, dem hochlöblichen Curatorium der Gräfin Bose'schen Stiftungen an hiesiger Kgl. Friedrich-Wilhelms-Universität für freundliche Bewilligung der Mittel zum Druck dieses Werks ehrerbietigsten Dank abzustatten.

Berlin, Anfangs September 1893. Dr. Pagel.

Einleitung.

„Mittelalter“ — man braucht dieses Wort nur auszusprechen, um sogar bei weniger historisch geschulten Hörern die Erinnerung zu wecken an eine der traurigsten Culturepochen der Menschheit, an Kreuzzüge, Judenverfolgungen, schwarzen Tod, an päpstliche Hierarchie, Klöster, Raubritterthum, Muhammedanismus, Türkenkriege, an psychische und somatische Seuchen, Hexenprocesse, Inquisition, Scheiterhaufen und manche andere, wenig erfreuliche Erscheinungen. In der That gehört das Jahrtausend, welches wir etwa von dem Ende des 4. nachchristlichen Jahrhunderts an zu datiren pflegen, zu den viel geschmähten und verfehmten Abschnitten der Weltgeschichte. Leicht liesse sich eine gewaltige Collection von Ausdrücken zusammenstellen, die einstimmig sind in der verurtheilenden Characterisirung der bezeichneten Zeitepoche, in deren Literatur „nichts auf eigener Anschauung beruht“, „alles entlehnt, nachgezeichnet, abgeschrieben“ ist, „des Mittelalters mit seinem Glauben und Aberglauben, seinem Hang zum Wunderbaren und Abenteuerlichen, mit seiner Gebundenheit an die Lehren der Kirche und mit seiner Abhängigkeit von dem durch die Römer überkommenen Wissen“, „mit seiner von krasser Unkenntniss und Befangenheit zeugenden Weltanschauung“, „mit seinem unkritischen, alles Sagenhafte und Wunderbare unbesehen hinnehmenden Sinn“, „mit seiner Gefühlsroheit und Grausamkeit“, „der grenzenlosen Unsicherheit der Person“, „dem Zwang“, „dem unwirthschaftlichen und unpractischen Sinn“ u. s. w. u. s. w. Sehr schmeichelhaft klingen, wie man sieht, diese Epitheta nicht. Leider ergiebt die unbefangene

Prüfung, dass im Grossen und Ganzen diese Urtheile durchaus nicht übertrieben sind. Weniger oft freilich stösst man auf Versuche und Bemühungen, die Verhältnisse zu entschuldigen und, ich möchte sagen, die physische und naturgesetzmässige Nothwendigkeit dafür zu beweisen, dass und warum auf die einseitig überspannte Cultur des Alterthums ein so tiefer und jäher Rückschlag kommen musste, wie er sich uns in der Epoche darbietet, die wir Mittelalter nennen, einer Epoche, die der zweiten Kindheit im Greisenalter zu vergleichen wäre. Tout comprendre c'est tout pardonner. Dass die Theologen an solchen Untersuchungen kein Interesse hatten und haben, ist klar; sie, und namentlich Vertreter einer gewissen Richtung unter ihnen, stellen vielleicht die einzige Menschenklasse dar, welche mit der Entwickelung der Dinge, wie sie sich im Mittelalter vollzogen hat, am Ende gar nicht so unzufrieden sein können. Ist es doch die Zeit, wo die „religiöse Idee" ihre weitere äussere und dogmatische Ausbildung und Vertiefung erlangt, die Kirche ihre dominirende Rolle gespielt hat, wo Alles theologisch zugestutzt, geistig und geistlich beinah identisch war[1]), und die Furcht des Herrn nicht bloss der Weisheit Anfang, sondern auch Mitte und Ende bildete. — Die Aerzte, die es lieben den Dingen auf genetisch-somatisch-physicalischem d. h. auf natürlichem (und nicht supranaturalistischem) Wege auf den Grund zu gehen, wissen nur zu genau, dass die Hauptschuld an dem tiefen Niedergang der Cultur, an der „geistigen Finsterniss" zu allen Zeiten (nicht bloss im Mittelalter) wesentlich die Vernachlässigung der Naturerkenntniss trug, die mangelhafte Berücksichtigung der somatischen Factoren, der Beziehungen des Menschen zur Natur, also im schlechten Sinne ein religiös-philosophischer Quietismus, folgedessen unvollkommene öffentliche und private Hygiene, woraus dann physisches und psychisches Siechthum der Völker und damit in einem echten cercle vitieux weitere Verdumpfung und Verdummung, Entfremdung der Menschen gegen die Realität der Dinge resultiren musste. Wie in der Natur die Depressionen nicht ausbleiben, Wellenthal auf Wellenberg folgt, wie im Leben des Einzelnen tief traurige Ereignisse die heiteren und glücklichen Tage ablösen, so existiren auch im weltgeschichtlichen Leben der Nationen Zeiten, wo Barbarei und Roh-

[1]) Ein Rest dieser Anschauungen und Zustände ist uns noch in der in vielen Staaten bestehenden unnatürlichen Verbindung der geistlichen mit den Unterrichts- und Medicinalangelegenheiten erhalten geblieben.

heit auf der einen, Mysticismus und Aberglauben auf der anderen Seite ihr Haupt erheben, alle Culturfortschritte über den Haufen werfen und die Welt zurückschrauben möchten. Gegen Rückfälle in ähnliche Zustände sind wir auch heute im sog. „technisch-inductiven" (Du Bois-Reymond) Zeitalter ganz und gar nicht gefeit. Erleuchteten Regierungen liegt es ob, in zwischen den Extremen vermittelnder weiser Mässigung dafür zu sorgen, dass nach dem Parallelogramm der Kräfte echt liberale Bahnen überall eingeschlagen, der Sinn für die höheren Culturaufgaben, für Kunst und Wissenschaft als wirksamstes einigendes und geistig verschmelzendes Band bei den Nationen rege gehalten, ihr somatisches Gedeihen gefördert, Handel und Gewerbe in Blüthe erhalten, die Massen kräftig genährt, mit einem Wort ein gleichmässiger, ruhiger und gesunder Fortschritt erzielt werde. Ganz das Gegentheil war im Mittelalter (in Europa wenigstens mit vereinzelten Ausnahmen) der Fall. Unterdrückung jeder freien, guten Regung der Volksseele einestheils, anderentheils Aufstachelung der rohen und niedrigen Instincte der Menge, egoistische, einseitige Interessenwirthschaft, schrankenlose Willkür der Machthaber, dynastische Kriege, Lasterhaftigkeit und moralische Verkommenheit in den höheren Schichten der Gesellschaft, und drgl. mehr geben die Signatur der Zeit. Mönche und Geistliche bildeten eine Zeit lang fast die einzigen oder doch die hauptsächlichsten, gewissermassen universellen Repräsentanten der Wissenschaften und wie hätte bei Männern, die als gehorsame Diener einer in Allem dominirenden Kirche befangen im Urtheil, unfrei in der Forschung waren, die Wissenschaft einem anderen Ziele entgegensteuern können als — ad majorem Dei gloriam! Wie in der That gerade die Medicin und Naturwissenschaft unter dem hierarchischen Einfluss gestaltet oder vielmehr verunstaltet worden sind, weiss Jeder, der die Bedeutung der syllogistischen Methode alias Scholastik mit ihren jeder natürlichen Basis entbehrenden, mystischen Speculationen im Gegensatz zur nüchternen inductiv-experimentellen [1]) Forschung und die Macht kennt, die jene

---

[1]) Uebrigens ist das Mittelalter doch wohl nicht so gänzlich jedes experimentellen Gedankens bar, als man bisher anzunehmen pflegte. Vor Kurzem entdeckte ich Andeutungen eines solchen in der bisher unedirten Schrift des Bernh. v. Gordon über den Theriak, worüber ich gelegentlich an anderer Stelle zu berichten gedenke. Die methodisch-experimentelle Naturforschung freilich ist erst ausschliesslich ein Kind viel jüngerer Zeit (17. Jahrhundert).

auf die Geister, sagen wir besser, auf die Gemüther ausgeübt hat. Als man später das Studium der Alten an der Quelle wieder aufnahm, ihre Schriften excerpirte, Geschmack empfand an klareren, von Schuldogmatismen freieren Anschauungen, da war der geistige Stupor bereits im Abnehmen begriffen; schon begann am fernen Horizont durch den finsteren Nebel hindurch schwach und schüchtern die dem Licht einer helleren Zeit voraufgehende Morgendämmerung zu schimmern, und so kann man in gewissem Sinne auch Johannes de Sancto Amando, den Canonikus von Tournay, bei dem sich die Liebe zur Medicin auf Grundlage der Alten mit eigener unbefangener Naturbeobachtung harmonisch paarte, als Vorläufer einer Renaissance, einer Periode wissenschaftlicher Wiedergeburt, ansehen.

Ueber Johann von St. Amand ist das Wichtigste ganz kurz bereits in der von mir veranlassten Inauguraldissertation des leider im jugendlichen Alter am 25. Mai d. J. zu Strassburg plötzlich verstorbenen strebsamen Collegen Otto Paderstein mitgetheilt worden. Da Dissertationen nur geringe Verbreitung finden, will ich in Folgendem die nöthigen Notizen in erweiterter Form nochmals geben. — Wenn man den oft citirten Ausspruch Johannes Müllers, wonach man von grossen Männern ausser ihren Schriften nur Geburts- und Todestage zu kennen braucht, in dem Sinne umkehren könnte, dass aus dem Mangel dieser Daten der Rückschluss auf die geringe Bedeutung des Betreffenden gestattet wäre, so dürfte danach allerdings Johann von St. Amand zu den grossen Männern unserer Geschichte nicht zu zählen sein. Inderthat erheben wir diesen Anspruch auch nicht für ihn. Weder hat er die Medicin irgendwie durch eine Entdeckung gefördert, noch datirt in anderweitiger Beziehung von seiner Existenz ein Wendepunkt in dem Entwickelungsgange unserer Wissenschaft. Aber die Gerechtigkeit verlangt es, dass bei der Beurtheilung einer Person der Massstab der Zeit zu Grunde gelegt wird, in der sie gelebt hat. Von diesem Gesichtspunkte aus verdient Johann von St. Amand als ein bei den Zeitgenossen angesehener und beliebter, umsichtiger, gelehrter und schriftstellerisch ausserordentlich fruchtbarer Arzt auch heute noch unsere vollen Sympathieen. Als Canonicus von Tournay in Belgien und zugleich praepositus Montensis d. h. Propst von Mons (nach Foppens „Tornaci in aede cathedrali D. virginis Canonicus", nach anderer Version „Canonicus Beatae Mariae in Tornacensi") hat der Magister Johannes von Saint-Amand en Puelle — so heisst er wohl von seinem Geburtsorte — seine Sinekure nicht zu materiellen Genüssen, vielmehr zu edlerer Beschäftigung benutzt, im Gegensatz zu manchem seiner Amtsbrüder, deren beschaulich üppiges, genusssüchtiges Leben sprüchwörtlich geworden ist. Ein besonders abschreckendes Beispiel dieser Art citirt Johann selbst in seinem bekannten Commentar zum Antidotarium Nicolai. Dort heisst es (in der von mir benutzten Ausgabe Venedig 1549 fol. 252B Spalte 1) im Kapitel „de evacuatione quae fit per vomitum“: Malum est tamen quotidie vel ita saepe evomere, sicut faciunt aliqui qui vomunt ut possint melius comedere, ex hoc enim labore debilitatur natura multum et de hac causa Gualterius de Cruce episcopus Carnodenensis [1]) fuit mortuus, quia consuetus erat vomere et una vice consecutus fuit sanguis et ita mortuus fuit, quia bene unam quartam et plus sanguinis per os vomendo emisit. Wir erfahren aus dieser Notiz, auf die Littré in seiner werthvollen Biographie (s. das Quellenverzeichniss am Ende) aufmerksam macht, zwei wichtige Daten. Erstlich gewinnen wir einen kleinen Anhaltepunkt zur Bestimmung der Lebenszeit von Johann von St. Amand. Wir wissen nämlich aus anderweitigen Nachrichten, dass der hier gemeinte Bischof Walter de Cruce, unzweifelhaft J.'s Amtsbruder und zugleich Client, um 1251—1261 (seinem Todesjahr) in Tournay functionirte. Demgemäss muss sein sicher ihn überlebender Zeitgenosse, unser Johann von St. Amand, ungefähr um das Ende des 13. Jahrhunderts geblüht haben, sicher vor Mondeville, der um 1306—1312 in seiner Chirurgie bereits des Revocativum memoriae von unserem A. Erwähnung thut (wovon später). Zweitens ersehen wir aus obigem Citat, dass J. A. auch practisch thätig und demgemäss in der Lage gewesen ist, eigene Beobachtungen zu machen. Dass dies de facto der Fall war und anscheinend in nicht unbedeutendem Masse, lehren weitere Mittheilungen aus derselben Quelle, auf die gleichfalls Littré aufmerksam gemacht hat. Des besonderen Interesses wegen führe ich sie hier wörtlich an [2]). Im Kapitel „medicinae convenientes ad capitis evacuationem“ (l. c. fol. 256B

[1]) corrumpirt für Tornacensis; für die des Paläographischen nicht kundigen Leser bemerke ich, dass a und o; c, d und t sehr häufig in den Handschriften verwechselt und für einander substituirt werden, sodass obige Entstellung sich leicht erklären lässt.

[2]) Da Littré die Stellen nicht genau citirt, so hat mich das Aufsuchen derselben in dem sehr umfangreichen Commentar zum Antidot. Nicolai einige Mühe gekostet.

Spalte 1) empfiehlt er zu diesem Zwecke die unter dem Namen theodoricon empiriston bekannte Mischung, ein wirksames laxans, dem als specifische Wirkung auch nachgerühmt wird, dass es ein vortreffliches Reizmittel bezw. analepticum sei. Er sagt: Item habet unum speciale, scilicet quando palatum ex eo fricatur attrahit phlegma a capite et ideo valet in lethargia, unde ad experimentum vocatus fui ad quandam mulierem quae jam amiserat loquelam, ut restaurarem ei loquelam, ad tempus fricavi palatum cum eo et aliquantulum posui de diacastoreo et recuperavit loquelam et fecit testamentum suum et mortua fuit. Eine andere Mittheilung aus der Praxis bezieht sich auf den Aderlass aus den venae palati. Da heisst es (im Kapitel quae venae sunt phlebotomandae fol. 257^{b} Spalte 2): In palato sunt quatuor venae quae si aperiantur valent fluxui rheumatis ad dentes in eis facientis dolorem. Unde quandam mulierem curavi per hoc quod habebat dolorem in dentibus ex fluxu rheumatis ad illum locum; primo tamen posui repercussiva et restrictiva fluxus et nihil profuit, deinde mitigativa et nihil profuit, deinde maturativa et nihil profuit, postea feci eam minui de cephalica et postea ego feci aperiri illas quatuor venas et curata fuit. Endlich deutet Littré noch auf einen vierten casuistischen Passus hin, nämlich auf die Behandlung in einem Falle von Lepra, wo es (in dem Kapitel „quando fieri debeat ventosatio" fol. 259^{b} Spalte 2) heisst: Hieralogodion est securissima in scabie antiqua ex phlegmate et melancholia .... de illa dedi semel dr. 2 cum dr. 1 pilularum aurearum et dr. 1 hierepicrae cuidam qui sibi timebat de lepra. XX sellas habuit, evacuatione facta a ventre habuit vomitum materiae viridis valde ad modum herbae viridis, unde unam pintam et plus et tendebat illa materia ad quandam nigredinem; lepra ejus fuit palliata per tres annos et postea apparuit.

Neben dieser practischen und schriftstellerischen hat St. Amand vielleicht auch vorübergehend in Paris eine Lehrthätigkeit entfaltet. Wenigstens wird dies von Chomel behauptet; in einer Ausgabe der Werke des Joh. Mesuë (von 1539) figurirt er sogar in der Einleitung als „doctor suavissimus". Ein Exemplar seiner Concordanciae wurde s. Z. in der Pariser Sorbonne in besondere Verwahrung genommen. Éloy sagt hierüber in seinem Dictionnaire historique, das hauptsächlich aus Manget's[1]) bekannten 4 Folio-Bänden der „Bibliotheca scrip-

[1]) Wie kritiklos übrigens auch dieser Autor verfährt, der seiner-

torum medicorum veterum etc." compilirt zugleich die directe und indirecte Quelle für alle späteren biographischen Lexica der Medicin geworden ist, folgendes: [1])

„Il est tres-vraisemblable que Jean de Saint-Amand a longtemps professé la médecine à Paris. Le bénéfice qu'il possédait à Tournai, ne fait point une preuve contraire à cette opinion; car tout le monde sait, que la médecine a été longtemps en France entre les mains des Clercs, même après la réforme de l'université de Paris en 1452 par le Cardinal d'Estouteville, qui permit aux gens mariés de jouir des droits de la régence dont ils avaient été exclus jusqu' alors. Peut-être aussi qu'à l'exemple de tant d'autres ce médecin se procura une retraite honorable à Tournai après avoir enseigné dans les écoles de Paris. C'est ainsi que fit Jacques Despars, docteur-régent de la faculté de cette ville depuis 1410 et ensuite chanoine et trésorier de l'église de Tournai. Despars cite Jean de Saint-Amand avec éloge, il a même fait imprimer un traité de matière médicale qu'il avait extrait de ses ouvrages [2]). On ignore le temps de la mort du médecin dont nous parlons et l'on ne sait rien de plus sur son compte sinon qu'en 1395 on conservait encore soigneusement dans les archives de la faculté de Paris un de ses ouvrages intitulé „concordanciae etc." et que ce livre se donnait en garde au Doyen qui devait le rendre à son successeur." —

Nicht verwechselt werden darf unser Joh. v. St. Amand mit einem Namensvetter, von dem er toto coelo different ist, nämlich mit des Papstes Johann XXII. Leibarzt. Dieser, auch de Saint-Amant geschrieben, war, wie berichtet wird, „in die halb abergläubischen, halb verbrecherischen Händel verwickelt, die am Hofe dieses superstitiosen und unwissenden Papstes damals vorgingen. Er wurde im Jahre 1326 beschuldigt dem Papste durch Zauberei nach dem

---

seits aus dem Lindenius renovatus abschreibt, zeigt die allen Ernstes erfolgte Erwähnung eines Arztes Namens „Johannes Tabacologia" und seiner Schrift (ex eo habetur) „Neander". Das Umgekehrte ist richtig.

[1]) Ich substituirte in dem Éloy'schen Citat überall die neufranzösische Orthographie.

[2]) Gemeint ist jedenfalls die „summula per alphabetum super plurimis remediis ex etc." des Jacob de Partibus, von dem auch Littré meint, dass er „y puise des renseignements" (d. h. aus St. Amand entlehnt).

Leben getrachtet zu haben. Drei angeblich von ihm verfertigte Wachsbilder (man taufte dergleichen, bezeichnete sie mit magischen Characteren und schmolz oder zerstach sie unter Anrufung der Dämonen, wenn man jemand zauberisch tödten wollte), fielen dem Papste selbst in die Hände, der sofort deshalb den Process instruiren liess etc." (s. Janus II p. 372). Man wird aus dem oben angeführten Datum bezüglich der Behandlung des Bischofs Walter de Cruce entnehmen können, dass unser Joh. v. St. Amand nicht mit dem oben bezeichneten identisch sein kann, da er sonst über 100 Jahre alt geworden sein müsste, was nicht wahrscheinlich ist. Denn als unser Canonicus von Tournay seinen Amtsbruder behandelte, also um 1261, ist er sicher nicht mehr ganz jung gewesen und kann unmöglich noch volle 65 Jahre gelebt haben. — Jedoch dem sei wie ihm wolle, neben der anscheinend ausgedehnten Praxis hat er noch Zeit gefunden, auch für das geistige Wohl der Studirenden zu sorgen, das ihm jedenfalls am Herzen gelegen haben muss; denn für diese (scolares) stellte er seine grossen Excerpte aus den Schriften der Alten zusammen, damit sie, wie es im Anfang des Revocativum memoriae heisst, nicht nöthig hätten, schlaflose Nächte über dem sehr mühseligen und zeitraubenden Selbststudium der übrigens bei der damaligen Bücherknappheit nur schwer zugänglichen klassischen Autoren κατ' ἐξοχήν, des Galen und Avicenna, zuzubringen. Doch hat er sich auf diese letzteren allein nicht beschränkt. Zunächst commentirte er das bekannte Antidotarium Nicolai. Der betreffende Commentar ist im Anhang zu den Ausgaben des Joh. Mesuë öfter gedruckt worden. Aus ihm stammen auch die vielfach selbständig erschienenen und daher irrthümlicherweise als selbständige Schriften angesehenen Auszüge: „Ex Joh. de St. Am. de balneis" (in der bekannten Venediger Collectio de balneis abgedruckt) und „de usu idoneo auxiliorum" (von Christoph Heyll in Artificialis medicatio Mainz 1534 publicirt). Kleinere Schriften A.'s sind noch: 1) ein Commentar zu des Razes Antidotarium, 2) quaestiones super diaetas Isaaci; 3) ein breviarium de antidotario. Diese Schriften erwähnt auch Littré. Dagegen kennt er die folgenden in dem Schum'schen Katalog der Amploniana citirten nicht, die vielleicht Auszüge aus dem Commentar zu Nicolaus sind, nämlich: 4) additiones ad librum Albukasem de electionibus regendi sanitatem (Q. 228); 5) Comment. ad librum cui Takwim (Tacuin) inscribitur de morborum curis (F. 41, F. 199); 6) Joannitii isagogarum commentarii compendium

(Q. 178); 7) de medicinarum gradibus (F. 4); 8) de medicinae operis consideratione (F. 41). — Für uns kommt ganz besonders das umfassende und systematische „Revocativum memoriae“ in Betracht, das von Littré in seinem Zusammenhang nicht richtig erkannt ist; das Verhältniss der einzelnen Theile zum Ganzen ist dort sehr unklar dargestellt. Auch Haeser begeht einen Irrthum, indem er das genannte Werk für ein Compendium der Fieberlehre ansieht. Der richtige Sachverhalt ist der von Paderstein in der erwähnten Dissertation angegebene. Das Werk zerfällt in 3 Theile a) das eigentliche revoc. mem., auch unter den Titeln „abbreviationes librorum Galeni“ oder „operum omnium rememorationes, divisiones, sententiae summariae“ in den Codices citirt; b) die Concordanciae seu aggregationes medicae, ein alphabetisch geordnetes Wörterbuch der Medicin; c) unsere areolae auch u. d. T.: tractatus de virtutibus et operationibus medicinarum simplicium et compositarum. Für die grosse Beliebtheit des Revoc. memoriae sprechen 1) die zahlreichen Abschriften in Paris, Berlin und Erfurt. Ich zähle ausschliesslich von diesem Werk bezw. einzelnen Theilen desselben etwa 20 Codices, davon in Berlin 3, nämlich: F. 56, F. 466 u. Q. 208; in Paris 3, nämlich 7063, 16193 u. 16196, die übrigen in Erfurt: F. 77b, 236, 245, 256, 271, 273, 282, 303; Q. 178, 198, 227 (in einzelnen dieser Codices sind gleichzeitig mehrere Copien). 2) die Thatsache, dass das Werk vielfach direct citirt resp. commentirt und excerpirt worden ist, so in der von Guy v. Chauliac erwähnten Arbeit des Joh. de Sto. Floro, der (nach Littré) ein „Colliget florum medicinae“ speciell zu den Concordanciae schrieb, und in verschiedenen, anderen bis jetzt nur handschriftlich vorhandenen Arbeiten z. B. in „syruporum et unguentorum tabula ex scriptis Joannis de St. A. collecta“ (Amploniana F. 263) u. v. a. Dass und wo A. von Mondeville und Guy de Chauliac citirt wird, giebt Paderstein an. (Ueber die hebräischen Uebersetzungen vergl. Steinschneider in Virchow's Archiv XL p. 103 und dem neusten gelehrten Riesenwerk desselben Autors „Die hebräischen Uebersetzungen des Mittelalters“. Gekrönte Preisschrift der Académie des inscriptions, Berlin 1893, Bibliogr. Bureau, Bd. II § 502 p. 806). — Die zahlreichen Irrthümer über das Revoc. memoriae, die Seitens der Literatoren begangen sind, finden ihre Entschuldigung in dem Umstande, dass die einzelnen Theile desselben auch selbständig in den Codices vorkommen. Am meisten ist wohl ganz den rein practischen Neigungen der Aerzte gemäss der sensu strictiori practische und therapeutische Theil benutzt bezw. copirt worden, nämlich die im Folgenden zum ersten Male vollständig publicirten Areolae. Ihr besonderes Ansehen als Schulbuch erklärt sich eben inhaltlich aus dem rein practischen Gesichtspunkte heraus und formell aus der übersichtlichen, schematisch-compendiösen, dabei vollständigen, klaren und einfachen Fassung, die sich gerade zu kürzeren und schnellen Repetitionen eignete (tout comme chez nous). Hier findet man auch verhältnissmässig wenig scholastische Auseinandersetzungen vor, sondern meist lediglich sachliche Angaben. — Die Wichtigkeit eines solchen Werks hat der Autor selbst empfunden und dem Geschmack seiner Zeit Rechnung tragend es der Zeitfolge nach zuerst abgefasst. — Das Wort „Areolae“ bedeutet Gruppen, Haufen[1]) (nicht synonym mit Aureolae, welches vielleicht passend als Lichtstrahlen oder Anthologie zu deuten wäre). Es wird auch in der lateinischen Ausgabe des Avicenna vielfach in Buch II citirt. Im 1. Abschnitt ist die materia medica übersichtlich nach pharmacodynamischen Beziehungen alphabetisch geordnet; im 2. sind die Organmittel a capite ad calcem abgehandelt, woran sich ein kurzes Supplement über Abführmittel schliesst; im 3. wird über die Grundsätze bei Arzneiverordnungen und Mischungen berichtet. Abschnitt 3 ist ein kurzer Auszug aus entsprechenden Kapiteln des Commentars zum Antidotarium Nicolai. Selbstverständlich wird nichts eigentlich Neues geliefert. Unsere Generation erhält aber eine deutliche Illustration zur Thatsache, wie weit wir noch die Wege des Galen und der Arabisten auch in diesem Punkte wandeln, trotzdem inzwischen ein Paracelsus und seine Anhänger gelebt und die Anschauungen ausserordentlich gewechselt haben. Sieht man von manchen obsoleten Mitteln selbst ab, so könnten gewisse Sätze auch am Ende des 19. Jahrhunderts geschrieben sein; so modern klingen sie. Citirt werden in den Areolae Hippocrates, Galen und Avicenna nur nach lateinischen Uebersetzungen, von anderen Autoren noch Alexander (jedenfalls der Trallesier), Ali, Alkindus, Aristoteles, Isaac Judaeus, Joh. Mesuë, Paulus von Aegina, (z. B. p. 99) Rases und Serapion.

Bezüglich der Beschreibung der von mir copirten Hand-

[1]) Cfr. meinen Artikel in der Pharmaceutischen Post 1893 No. 11 und 12. Im Commentar zum Antidot. Nicolai (fol. 265a Sp. 2) erklärt A. selbst dies Wort mit „ordinatio et series medicinarum simplicium“.

schriften des literarischen Nachlasses von J. de St. A. etc. vergl. die Paderstein'sche Dissertation. Ich ergänze, dass der interessante, leider schlecht conservirte Berliner Codex Q. 208 in Paris im J. 1342 (in vigilia St. Benedicti) beendigt ist und der jüngere, 1883 in München auf der Bibliotheksauction des ehemaligen Carthäuser-Klosters und Gräflich Waldstatt-Bassenheimschen Schlosses Buxheim gekaufte (F. 466) von Bl. 116—119 (d. h. bis zu Ende) abweichende Fassung zeigt. Nämlich statt der gänzlich fehlenden letzten Abschnitte über Abführmittel und 6 Kapitel über die Grundsätze bei Arzneiverordnungen ist noch eine besondere kurze areola de nocentibus et conferentibus corpori humano eingeschaltet, enthaltend einen Abschnitt ad necandas lendines, sowie die Organmittel für Gehirn, Augen, Ohren, Zähne, Lunge, Leber und Milz, ein entschieden unechter Zusatz, da er zum grössten Theil weiter nichts als eine Wiederholung des bereits Gesagten darstellt. —

Ich komme zur Frage: Verdienen Joh. v. St. Amand's Schriften wirklich die nachträgliche Ausgrabung und Drucklegung? Erwägt man, dass ihr Verfasser anerkanntermassen zu den besten Aerzten seiner Zeit zählte, dass jeder, auch der kleinste Baustein zur Aufklärung der medicinischen Literaturgeschichte von Werth ist, dass wir aus den Areolae speciell ersehen können, wie man im Mittelalter Therapie lehrte, lernte und übte, endlich die Thatsache, dass bei späteren Autoren vielfach Galen und Avicenna direct nach den von Joh. v. St. Amand und Thaddaeus verfertigten Auszügen citirt werden[1]), so ergiebt sich, dünkt mich, die Bejahung obiger Frage von selbst. Das Urtheil Éloy's über Joh. v. St. Amand habe ich oben gegeben. Diesem ähnlich lautet das von v. d. Corput im biogr. Lexicon ed. Hirsch-Gurlt Bd. I. Sprengel sagt in seinem klassischen Lehrbuch der Geschichteder Med. 3. Aufl. Bd. I p. 581: „Eine sehr rühmliche Ausnahme von den Aerzten seines Jahrhunderts macht Johann von St. Amand, Canonikus in Tournay, der mit einem früheren Martyrologen gleichen Namens nicht verwechselt werden darf. Man sucht in seinem Commentar über des Nicolaus Antidotarium nicht das, was er wirklich enthält, nämlich eine für dies Zeitalter vortreffliche allgemeine Therapie, deren Entdeckung

[1]) Wie wichtig Joh. v. St. Amand in dieser Beziehung ist, habe ich an anderer Stelle bereits hervorgehoben (vergl. den Artikel „Noch einmal die Chir. d. H. v. Mond." Vorl. Mittheil. in v. Langenbeck's Archiv XLIV).

desto mehr Vergnügen macht, je mehr man von den Scholastikern eine ganz eigenthümliche Bearbeitung dieser wahren Philosophie der Medicin erwartete. In der That machen die Regeln, die Johann zur Bildung der Indicationen vorschlägt, seinem Scharfsinn und bisweilen selbst seinem Beobachtungsgeist alle Ehre. Es wird hinreichend sein, aus diesem Werke, welches weit eher, als die armseligen Empiriker Serenus Samonicus und Theodor Priscian eine neue Auflage verdiente, einige Beispiele seiner Brauchbarkeit anzuführen."

„Auf der anderen Seite", sagt Henschel im Janus II p. 371 bei der Biographie des Thaddaeus Florentinus, „versetzt Choulant in seinem, leider nur zu früh abgebrochenem historisch-literarischen Jahrbuch für die deutsche Medicin (III. Jahrgang 1840 p. 138) den ebenfalls historisch sehr bedeutenden Johann de S. Amando nach Symphorian Champier, Chomel und Eloy in den ersten Anfang des XIII. Jahrhunderts, und so würde dieser ein gegründeteres Recht haben als Protagonist der Aerzte dieser Zeit aufgestellt zu werden. Allein es ist eine sehr missliche Sache auch um die genaue Bestimmung der Zeit dieses Mannes, über welchen ausser jenen späteren Auctoritäten französische und belgische Quellen fast gänzlich schweigen u. s. w." Wie wir gesehen haben, ist inzwischen diese Lücke einigermassen ausgefüllt worden. Viel reservirter klingt freilich Littré's Bemerkung am Schlusse seiner schönen Biographie, enthält aber immer noch genug des Lobes für Johann de St. Amand: „Ces éloges (nämlich die von Sprengel und Choulant) sont certainement mérités. Jean fait preuve de connaissances et de jugement. Toutefois il faut signaler le défaut général de ce travail c'est-à-dire l'emploi à peu près constant (also doch nur à peu près constant! Anmerk. d. Herausg.) de la méthode syllogistique. Or cette méthode qui est celle de la scolastique est absolument inapplicable aux sciences naturelles. Mais ce n'est pas l'erreur de l'homme, c'est celle du siècle. . . . . . Ces trois ouvrages (gemeint sind die Areolae, concordanciae und der Commentar zum Antidotar. Nic.) ont évidemment eu des succès dans l'école etc." Auch Puccinotti (Storia della medicina II, 2 p. 452) dämpft das Sprengel'sche Lob erheblich, indem er dem wörtlichen Citat hinzufügt: „Noi non vi troviamo nulla che non sia stato tolto da Galeno". Das lässt sich nicht bestreiten. Indessen man muss in Erwägung ziehen, dass die Historiker nicht gern unbedingtes Lob spenden, sondern auch den besten Autoren etwas am Zeuge zu flicken suchen, um nur ja eine Eigenschaft des Historikers, nämlich die Kritik, die bei vielen mit Polemik und Tadel identisch ist, nicht vermissen zu lassen. —

Der folgenden Copie liegen zu Grunde die Berliner Codices Q. 208 und F. 466, sowie die prachtvoll conservirten Erfurter F. 245 und Q. 227. — Varianten sind nur aus dem etwas abweichenden Text von F. 245 mitgetheilt. Ich habe meist die moderne Orthographie vorgezogen, stellenweise aber der alphabetischen Anordnung wegen die latinobarbarische Schreibweise beibehalten müssen. — Das hinten angefügte Register mit etwa 600 Namen gewährt eine Uebersicht über die hauptsächlichsten, nicht alle, bei den Aerzten des Mittelalters gebräuchlichen einfachen Präparate. Der Arzneischatz ist, wie wir sehen, verhältnissmässig ein ganz reicher; doch ist die Zahl geringer als beispielsweise bei Galen und zeigt diesem gegenüber auch darin einen erfreulichen Fortschritt, dass wir unter den verschiedenen Arten von Stercora, die noch immer eine Rolle spielen, wenigstens das stercus humanum vermissen, dem Galen noch (vrgl. K. XII p. 249) einen eigenen Abschnitt widmet. Die zahlreichen Unterarten, Compositionen und mit dem Worte dia beginnenden Magistralformeln (s. z. B. p. 110 Z. 17 ff.), wie der Theriac, die tryfera, das theodoriscon, die verschiedenen Pillen, Salben, Syrupe, Latwergen u. s. w., fehlen in den Areolae und sind daher in dem Register nicht angeführt. Darüber geben das Antidot. Nicolai, Joh. Mesuë, Aegidius Corboliensis, das „Circa instans“ des Platearius und zahlreiche andere Werke die nöthige Auskunft

Benutzte Hilfsmittel:

1. Abu Mansur Muwaffak ed. Achundow.
2. Aegidii Corboliensis carmina ed. Choulant.
3. Alexander Tralles ed. Puschmann.
4. Avicenna a) ed. Vened. 1584,
   b) ed. Plemp Löwen 1658.
5. Dioscorides ed. Sprengel.
6. Galeni opera ed. Kühn.
7. Guy de Chauliac ed. Nicaise.
8. Hippocrates ed. Littré.
9. Kraus, krit. etymol. Lex. 3. Aufl. Göttingen 1844.

10. Littré's Aufsatz über Joh. de St. Amand in Hist. lit. de la France XXI.
11. Meyer's Geschichte der Botanik.
12. Mondeville ed. Pagel.
13. Paderstein's Inaugural-Dissert. über Johann v. St. Amand. Berlin 1892.
14. Sickenberger, die einfachen Arzneistoffe der Araber im 13. Jahrh. (Sep.-Abdr. aus Pharmac. Post 1891—93).
15. Steinschneider, Die hebr. Uebersetzungen des Mittelalters (Berlin 1893), dazu die in der Einleitung noch genannten Geschichts- und biogr.-bibliogr. Werke der Medicin.

Inhaltsverzeichniss.

Incipiunt areolae Johannis de Sancto Amando.

Sicut dicit Gal. I° simpl. med. cap. 8 in fine, non est possibile ut homo accipiat medicinam compositam acceptione bona neque ut utatur secundum quod debet, medicina quam alius praeter ipsum composuit neque competenter componat donec sciat virtutes medicinarum simplicium. Causa autem hujus est secundum Avicennam V° et Serapionem VII°, quia ex commixtione et fermentatione medicinarum simplicium resultat quaedam forma in composito et haec forma non potest recte commensurari nisi cognoscamus virtutem, substantiam et complexionem medicinarum simplicium et debitam earum mensuram. Cum ergo in isto compendio sit nostra intentio cognoscere virtutem et operationem medicinarum compositarum primo videndum est quae sint operationes et virtutes medicinarum simplicium. Circa primum sic procedemus: 1°) videbitur quae sint operationes communes et secundariae medicinarum primas obmittendo quia satis notae sunt; 2°) videbitur quae sit operatio propria quarumlibet. Voco autem operationem communem: adustionem, congelationem et putrefactionem et ceterae quae eis similes sunt, apertio et abstersio etc. Primo ergo ponemus istas operationes communes secundum ordinem alphabeti. Quidquid autem imprimis dicemus de operationibus istis, sunt verba Avicennae[1]) in II°, et si aliquid postea adjiciamus actor proprio nomine describetur. Proprias operationes voco juvamenta et nocumenta quae faciunt simplices medicinae membris propriis ut pectori, capiti etc. et sic de aliis et circa hoc huic ordini insistemus primo ponendo medicinas proprias capiti et membris ejus et sic per singula descendemus; deinceps ad medicinas decorationis et ulcerum veniemus et post hoc de humorum digestione in quocunque loco contineantur et de evacuativis quae medicina, cui humori conveniat et repressivis[2]) earum determinabimus.

De medicina abstersiva.

Medicina abstersiva habet proprietatem movendi humores viscosos grossos ab orificiis venarum vel pororum in superficie membri et elongat eos a membro propter quod omnis medicina abstersiva lenit et quandoque vocatur mundificativa pororum aut foraminum et est substantiae terreae, amari saporis cum quadam bauracitate. Sed nota quod ista abstersiva est duplex: una quae abstergit intra non tamen extra, alia quae abstergit intra et extra. Prima est illa, quae cum natura abstersionis habet ponticitatem prohibentem vim abstersivam penetrare in poros cutis, ut absinthium et similia, unde Galenus V^{0} simpl. med. dicit quando antecedit stypticitas et opilat poros non suscipiunt post illud introitum[3]) substantiae abstergentis. Istae autem[4]) medicinae intus venientes cum inveniant amplos meatus non est possibile ut prohibeat stypticitas ingressum vis abstergentis. 2^{0}) juvat confortando meatus i. e. venas ne debilitentur propter abstersionem. Medicina autem quae abstergit intus et extra est illa quae habet aliquam virtutem penetrandi ita quod nihil prohibet ingressum ejus et istarum quaedam abstergunt sine apertione ut illae quae operantur leniendo vel lavando et istae agunt magis virtute passiva quam activa i. e. cum quadam humiditate vel lubricitate, quaedam operantur cum apertione, quaedam cum exsiccatione. Et sciendum, quod istis abstersivis medicinis diversimode utimur iu diversis membris quia istis admiscemus medicinas habentes proprietates ad membrum quod abstergere intendimus: verbi gratia: in abstersione epatis utimur istis simplicibus: endivia et fumo terrae[5]), in splene addimus radicem capparis[6]), corticem tamarisci, scolopendriam et fit decoctio istorum omnium in aceto, acetosa enim abstergunt; in pulmone autem fit decoctio abstersivorum cum melle, aqua ordei aut vino dulci, quia dulcia sua humiditate adjuvant ad hoc ut materia quae est in pulmone dividatur et spuendo expellatur. Haec sunt verba Galeni in principio simpl. med. cap. 6. — Exempla medicinarum abstersivarum sine apertione: farina ordei, farina fabarum, amygdalae dulces, caseus recens, terenabim[7]), zuccarum. — Ista abtergunt cum quadam apertione:

farina lupinorum amarorum, farina orobi, amygdalae amarae, semen urticae, radix lilii, squilla, baurac, nitrum, spuma maris, levisticum, sticados; sparagus abstergit et aperit opilationes omnium viscerum. — Quaedam abstergunt cum stypticitate, ut: terebintina lenificando et mundificando et est fortis abstersionis, centaurea, faex aceti, glans, castanea, granatum, tamariscus, rubea tinctorum; quaedam cum subtiliatione, ut: ebenus nigra, fistula pastoris, lentiscus lavando omne fel; lapis spongiae exsiccando, ficus maturando, fermentum resolvendo; quaedam exsiccando, ut: plumbum ustum, marcasita (et maturat), omnis urina, testa. — Quaedam abstergunt valde: origanum, enula, arundo parum et infrigidat, cinis ejus calefacit, ericius terrae abstergit, absinthium cum apertione, et secundum Galen. V° simpl. med. stercus canis ossa comedentis, stercus lacertae ultime.

Medicina adustiva.

Medicina adustiva appellatur quae subtile resolvit de humoribus et membris et facit remanere eorum cinereitatem secundum Avicennam et hae sunt grossae substantiae et calidae, non tamen tantum calidae ut corrumpant membrum. Exempla sunt: anacardus, attramentum, aes cum stypticitate, pyrethrum, spuma maris, staphisagria. —

Medicina aperitiva.

Ad cognitionem hujus medicinae sciendum quod medicina aperitiva est nomen aequivocum, quoniam una est medicina quae vocatur aperitiva quia maturat de qua dicetur postea, alia est cui proprietas est, materiam existentem inter concavitatem meatuum movere ad exteriora, ita ut remaneant concavitates meatuum apertae et hoc facit quia est aliquantulum grossae substantiae subtilis in actione resolvendo[8]), incidendo aut lavando et per istam viam omne acutum, omne amarum subtile, omne liquidum subtile calidum, omne acetosum est aperitivum. — Quaedam aperiunt cum stypticitate, ut anisum, absinthium, succus nucis, agnus castus, abrotanum, agaricus, radix capparis, fisticus, gentiana, radix ejus ultime subtiliat, usnee[9]), amygdala amara. Quaedam sine stypticitate aperiunt, ut endivia, taraxacon et infrigidat, cubebae, daucus, quam vocat Gal. baucia silvestris (V° simpl. med. cap. 6), foeniculum. — Cum abstersione: capparis, orobus, ireos[10]) et digerit; camepitheos[11]) et solvit, lingua arietis cum infrigidatione, lactuca asini, mel, scordeon[12]). — Item haec aperiunt: fumus terrae[5]) infrigidando, oleum amygdalarum, lignum aloës, apium sedando, eruca lenificando, spica abstergendo epar et inest huic virtus fortis in hoc epate frigido (Serap. IV°), sparagus cum abstersione proprie epatis, bedegar[13]) cum resolutione, majorana valde, hypericon i. e. serpentaria subtiliando, camedreos[14]) subtiliando, lapdanum[15]) valde cum subtiliatione et pauca stypticitate, polium[16]), petrosilinum, cyperus, myrrha lenificando, balsamus deopilando, epithymum[17]) deopilando, achorus, squinantum[18]) sedando dolorem, aristolochia attrahendo, cinnamomum confortando, abrotanum subtiliando valde, ameos[19]) exsiccando, camomilla sine attractione. —

Medicina attractiva:

Haec medicina operatur duobis modis: aut a caliditate aut a proprietate. De his quae operantur a caliditate dicit Avicenna quod habent proprietatem ut moveant humiditates a loco cui obviant. Et si attrahunt vehementer ex profundo attrahunt ut a juncturis quando super locum emplastrentur et hoc faciunt quia sunt complexionis calidae et subtilis substantiae et harum sunt quaedam quae operantur a natura propria ut quae sunt calida et subtilia a natura sua, quaedam operantur a natura acquisita ut omnia putrefactiva sicut fermentum et stercora. — Medicina quae attrahit a proprietate attrahit per similitudinem quam habet ad illud quod attrahit sicut membra quae attrahunt cibum sibi proprium et convenientem et per istam viam attrahunt medicinae solutivae humorem sibi proprium et similiter quaedam medicinae liberantes a veneno extra positae attrahunt venenum mortiferum intra positum et si istae sunt calidae attrahunt melius et quanto calidiores tanto sunt attractivae fortiores quia habent duas causas attractionis sc. proprietatem et caliditatem quae est ei auxiliatrix et non differt dicere medicina attrahit et medicina facit currere et medicina facit accelerare[20]). Et quia mentio facta est de medicina liberante a veneno notandum est quod medicina liberans a veneno tripliciter operatur: aut venenum destruendo et corrumpendo aut expellendo aut attrahendo; corrumpendo, sicut medicina frigida corrumpit venenum calidum et e contrario humida siccum et e contrario lenitiva corrosivum;

expellendo, sicut tyriaca[21]) expellit omne venenum, sed facit hoc per accidens, quia habet proprietatem per formam propriam, acquisitam tamen ex actione et passione et fermentatione suarum partium confortandi cor et cor confortatum est contrarium omni veneno et omnia expellit antequam ad ipsum veniant; attrahendo, sicut oleum scorpionis attrahit venenum suum et adeps crocodilli venenum suum et sic dictum est: operatio[22]) ipsius liberantis est similis medicinae attrahenti humorem quia utraque attrahit per similitudinem non tamen actualem sicut ferrum est simile ferro et magnes magneti, sed est similitudo ita quod in attrahente est fortior et in patiente debilior virtus. Est ergo medicina solutiva similis humori quem aspicit ita quod[23]) si non solvit digeritur et generatur ex ea ille humor quem aspiciebat ut cartamum[24]) qui aspicit flegma et ipsum attrahit si est fortis virtutis et si est debilis virtutis ita ut vincatur et digeratur fit ex eo flegma et hoc non fieret nisi inter cartamum et flegma esset convenientia et haec convenientia est in fortiore ut forma et actus et in debiliore ut potentia et passio[25]). Hinc est quod quando virtus nutriti est fortior nutriente convertit nutriens in naturam suam, et si nutriens est fortius nutrito ipsum convertit ad naturam suam secundum quod dicit Galenus VI° de morbo et accidente[26]) quod planta quae fuit mortifera in terra Persarum transplantata in Aegypto fuit absque nocumento et vineae transplantatae de loco ad locum efficiuntur alterius saporis. Sic est quod magnes cum sit similis ferro potentia, quia tamen virtus magnetis est fortior virtute ferri, attrahit ferrum. Si quaeratur quid est movens et quid est motum, dico quod virtus attrahentis, quae est actu, est fortior virtute patientis in mutando, unde medium per totam partem tangit patiens tactu spirituali et virtus passiva quae est in eo quod attrahit excitata accedit ad agens ut quod in ea est imperfectum et potentiale fiat actu et formale, unde Averrhoës VII° physicorum, ubi Aristoteles declarat, quod inter motorem propinquum et illud quod movetur non est medium, dicit quod quando attrahens est quietum et attractum est motum non est[27]) vera attractio, sed attractum movetur per[28]) se ad attrahens ut perficiat se et ponit exemplum de gravi et levi, adamante et ferro, nutriente et nutrito, et hoc experimento didicimus quod acus fricata[29]) cum adamante attrahit ad se acum aliam, jam enim conjuncta cum adamante acquisivit actum similem potentiae quam ante habebat et haec compositio[30]) est a tota substantia. Haec sunt verba Galeni in III° simpl. med. cap. 12 et in V° ejusdem cap. 9 [31]). Et si quaeratur quae est illa tota substantia, respondet Avicenna I° libro sui Canonis „de eo quod comeditur et bibitur“ dicens quod nec est complexio simplex nec commixta sed est quaedam proprietas adveniens post complexionem in materia disposita ad ipsius susceptionem et quandoque haec proprietas seu dispositio est apta ad agendum ut in adamante et medicina attrahente, aliquando ad patiendum ut in ferro aut humore et haec operatio provenit ex forma speciei totius quam concomitatur proprietas aut sequitur et propter hoc vocatur tota species, nec fit operatio ista a forma specifica secundum se sed fit a proprietate quae ei inest sicut magnes non attrahit ferrum quia magnes, sed proprietatem propter, quae inest illi formae, et hoc est quod dicit Avicenna V° Canonis quod tyriaca [21]) quando est in venis ex operatione et fermentatione miscibilium acquirit quandam formam communem quae est contraria omni veneno, non per formam suam sed per proprietatem formae quae est confortare cor sicut dicimus quod homo non est relativum ad filium quia homo sed per quandam proprietatem sibi (ei) additam sc. quia est pater. Sic etiam intelligere debemus de medicina liberante a veneno extra posita; attrahit enim venenum intra positum per quandam similitudinem; sed in extra posita est virtus fortior comparata ad venenum interius; ipsa tamen est venenum, quia si sit in multa quantitate interficit, unde Galenus dicit in V° simpl. med., quod ipsa est media [32]) inter corpus et venenum, unde oportet ut sit in parva quantitate ut corpori non noceat et causa fortis virtutis [ut] in attrahendo venenum intrapositum non deficiat. Et si quaeras unde inest ei ista virtus fortior dico quod totus scorpio est fortior veneno effuso per suum morsum et ab oleo in quo necatur acquirit caliditatem juvantem ad extrahendum et per oleum acuitas sui veneni reprimitur et sic est medium inter corpus et venenum. Similiter adeps crocodilli cum sit pinguis est minus acuta quam venenum effusum, et quia calida adjuvant ad attractionem (et) propter hoc in istis extrapositis est virtus quasi activa et in veneno intraposito est quasi passiva et forte venenum intra existens movetur ad venenum extra positum sicut pars ad suum totum, unde Averrhoës I° coeli et mundi, ubi Aristoteles probat impossibile esse ut corpus simplex sit infinitum, dicit: pars enim movetur ad totum non secundum quod est totum sed secundum quod est in suo esse naturali. — Exempla medicinae attrahentis a complexione: piper et convenit sanis, lapis spumae maris, spinacea[33]) cum lavatione, calamentum, costus, mum[34]) i. e. sordities alvearis nigra. Idem dicit Gal. V° simpl. med., et hoc facit vehementer pulegium[35]) secnndum Gal. ibidem; serapinum[36]) (ibidem); fermentum (ibidem); omne stercus et maxime columbae, attrahit enim vehementer; stercus canis ossa comedentis cum abstersione; stercus lacertae est ultimum. Pulegium cervinum extrahit sagittas a corpore secundum Aristotelem VIII° de animalibus cap. 1. Centinodium pistatum et calefactum vulneribus superpositum attrahit tentam interpositam etiamsi videri non possit; narcissus; castoreum; pyrethrum quia attrahit flegma a capite quando masticatur. — De medicinis quae attrahunt a tota substantia videbimus in posterioribus. —

De medicina corrosiva.

Medicina corrosiva secundum Galenum V° simpl. med. est calida multum et grossa et secundum Avicennam in II° ejus proprietas est ut consumat humiditatem continuantem partis cutis et attrahit malam materiam ad eam ita ut ulcus inde proveniat. Exempla istius sunt secundum Galenum VII° de complexionibus cap. 3: sinapis, piscis salitus, allium, cepe[37]) super membrum ligatum, sed interius sumpta hoc non faciunt propter 4 causas quas ibi ponit Galenus; acetum propter sui subtilitatem, secundum Gal. I° simpl. med. cap. 5; elleborus albus, flos aeris, anacardus. De his plus habemus infra super putrefactionem et super ulerationem. —

Medicina consolidativa:

Medicina consolidativa i. e. cutem faciens est contraria huic medicinae et est ejus proprietas secundum Gal. V° simpl. med. cap. 8, ut stypticet et exsiccet cum aequalitate sine mordicatione et alterat carnem in cutem quia cutis nihil aliud est nisi caro indurata et hoc faciunt medicinae stypticae exsiccantes sicut balaustiae et granatorum cortices siccae et in omnibus similibus, de quibus exempla ponentur infra super styptica et super exsiccantia, et opus proprium harum medicinarum est aequare ulcera superficiei corporis primo et per se secundum propriam virtutem. Dico autem „primo“ quia medicinae carnem minuentis est carnem diminuere per se, sumptae tamen in parva quantitate consolidant exsiccando non tamen stypticant nec[38]) aggregant carnem ad invicem; similiter[39]) myrrha, plumbum ustum, limatiae[40]), combustae, rasura cornu adusti aliquando consolidant, quia exsiccant sine mordicatione, non tamen consolidant secundum propriam virtutem medicinae consolidantis, quia non stypticat nec carnem aggregat; similiter omnia abstersiva idem faciunt non tamen per se sed quia implent ulcera carne. —

Medicinae confortantes:

Medicina confortans secundum Avicennam in II⁰ est quae temperat complexionem membri et prohibet ipsum recipere superfluitates. Ad hoc intelligendum nota, quod 4 modis membrum confortatur: uno modo, quia complexio temperatur, i. e. in suo temperamento conservatur aut si est lapsa ad suum temperamentum reducitur. Primum fit per similia ipsi membro applicata, unde applicatio pueri ad ventrem confortat calorem stomachi secundum Avicennam III. Aliud fit per contrarium reducens. Secundo modo confortatur quia spiritus vivificatur et augmentatur et hoc fit per aromatica. Tertio, quia membrum in se constringitur et calor intus retinetur, et hoc fit per styptica, unde Gal. V⁰ simpl. med.: omne stypticum confortat. Quarto fit, quia humiditas superflua consumitur et hoc fit per exsiccantia istorum. Exempla patebunt infra super styptica et super exsiccantia; exempla autem medicinae confortantis patebunt inferius quando loquimur de medicinis conferentibus membris singulis. —

Medicina constrictiva:

Proprietas istius medicinae secundum Avicennam in II⁰ est retinere humorem ne fluat ad exteriora et hoc facit aut quia exsiccat aut quia opilat aut quia conglutinat. Et Gal. V⁰ simpl. med. cap. 7 in fine vocat istam retentivam, quia circumdat et retinet claudendo poros et prohibet evacuationes manifestas sensatas. Et notandum quod haec est duplex: una quae agit sua frigiditate et haec claudit et retinet rem sensatam ne exeat dum tamen parum ex eis sumatur et si plus sumitur stupefaciunt et si multum sumitur interficiunt, alia est retentiva quae claudit opilando aut exsiccando. Exempla primae sunt: aqua frigida, semperviva, portulaca, psyllium, auricula muris, muscus aquae, mandragora, jusquiamus[41]) niger, bengi[42]) i. e. jusquiamus albus, papaver et omnis res quae infrigidat absque stypticitate. — Exempla retentivae alterius sunt acacia, galla (vehementer), lingua avis, lingua arietis (valde), plumbum ustum, memite[43]), succus mori, gumma pini cum viscositate, pyra risi[44]) (quia siccum), rubus (quia stypticum), reubarbarum (quia terreum), sumac[45]) (et confortat), sadenegi[46]) i. e. ematites (valde). Et notandum quod medicina quae operatur sua frigiditate est debilis operationis et non retinet nisi rem contentam in viis minutis, alia autem est fortior. —

Medicina constringens sanguinem a vulneribus:

Ista medicina sanguinem retinet aut quia frigida acuitatem sanguinis reprimit aut conglutinativa poros et orificia venarum opilans aut exsiccativa superficiem membri exsiccans aut adustiva crustam faciens. Exempla extinguentium[47]): muscus aquae, portulaca, acedula, salix humida, jujubae[48]), limatia[40]), emblicus[49]), lingua arietis[50]) (et repercutit). — Exempla glutinosae: gipsum ablutum, gluten decoctum, amylum, pulvis molendini, thus, resina, uvae passae, rana aut cinis ranae. — Exempla exsiccativae: aloë, cortex thuris, grana passularum contrita ultime, gallae adustae in oleo, papyrus adustus, resina, scoria ferri, cinis ossium ablutorum, spongia nova submersa in oleo aut vino et postea adusta (exsiccat enim vehementer), karabe[50b]), lutum sigillatum cum et infrigidat et conglutinat, lutum armenicum, exsiccat enim ultime, cortex nucis et cum hoc est styptica, squinantum[18]) et cum hoc est stypticum, sanguis draconis, omnis urina cum cinere vitis super locum a quo fluit sanguis posita sistit sanguinem et cum hoc abstergit; tela araneae super locum posita et prohibet locum apostemari, cinis corticis quercus, pellis caprina nova super locum posita, cauda equi (valde), adustiva ut calx viva, sandaraca[51]) et omnia quae adurunt. — Medicina composita qua nulla est melior: Rp. thus masculinum pingue, aloës āā dr. 1, pulveriza commisce cum albumine ovi et fac usque ad mellis spissitudinem, deinde intinge pilos leporis aut telam araneae aut bombacem mollem; sed in hoc sunt pili leporis utiliores, intinge in praedicto medicamine et superpone (Gal. V° megat.). Item Rp.: colcotar[52]) partt. XX, thus minutum partt. XVI, aloë, gluten siccum āā part. VIII, arsenicum partt. IV, gipsum optime pulverizatum partt. XX, fiat pulvis, de omnibus super locum pone aut super tentam et impone, est enim medicina mirabilis juvamenti et experta secundum Avic. l. IV f. 4 tr. 2 cap. ult. —

Medicina exsiccans:

Istius medicinae proprietas est consumere humiditates subtiliando et resolvendo et harum quaedam exsiccant sine mordicatione et hae stringunt sanguinem superficiem vulneris exsiccando et vocantur sigillativae; aliae aequant complexionem membri et hae generant carnem et maxime quando abstergunt, quia exsiccant superfluitatem quae est in vulneribus et sanguinem coagulant. Exempla istarum sunt: calcantum (cum adustione), colcotar (cum adustione), antimonium, alcanna, cinis caulis (fortiter), calx abluta, cyperum, cauda equi, lucandus [53]) i. e. lapis fullonum, polypodium (valde), pentaphylon, tutia (valde) maxime abluta, turbith [54]) (multum), vermis granae, cortex nucis adustae, et hae 13 sine mordicatione, acetum cum mordicatione, cinis cum mordicatione, omnes scoriae et maxime ferri, fel vulpis (multum). — Ista exsiccant cum stypticitate: alumen, aloës, corallus, cucumer, ematites ultime, paeonia subtiliando et resolvendo, cadimia auri [55]) abstergendo, omnis fuligo abstergendo, omne lutum absque attractione, dragagantum cum glutinatione, lutum armenum quia exsiccat ultime et est frigidum. —

Medicina frangens acuitatem:

Istius medicinae est proprietas aequare complexionem rei in quam agit aut humiditate sua aut frigiditate. Exempla istius sunt: pinguedo anatis frangens acuitatem colerae, berberis (valde), granatum acetosum, portulaca (valde, quia valde resistit colerae), spinarchia, citrum et ejus acetositas reprimit coleram, cucurbita, cucumer, omnes myrobalani, lens secundum Serap. l. II cap. de squinantia. —

Medicina frangens ventositatem:

Istius medicinae proprietas est ut faciat ventositatem mutari in substantiam aëream calefaciendo, exsiccando propter quod ventositas subtiliata exterius resolvitur et si cum hoc est aperitiva tanto fortius et propter hoc quod inter partes separat et aperit poros, quare materia facilius expellitur. Exempla istius sunt: ciminum, cassia, canaps i. e. sehedengi[46]), epithymum[17]), enula, oleum de ruta, opoponacum, semen raphani, squinantum, ruta, assa, polypodium, et secundum Serapionem l. IV cap. de cura lapidis anisum, anetum, ameos, ciminum, semen carvi, nigella, ruta solvunt ventositatem. —

Medicina (con)glutinativa:

Istius medicinae proprietas est quod sua viscosa humiditate adhaeret super orificia membri et opilat ea et tenet rem currentem. Et scias quod omnis medicina lubrica, cum tangit eam ignis, fit conglutinans. Exempla istius sunt: balaustia, cerussa stagni (cum infrigidatione), sarcocolla (cum consolidatione), nux cypressi, allia combusta, pulvis molendini, ordeum combustum mixtum cum cera et oleo, cauda equina et secundum Avic. l. IV f. 4 tr. 1 cap. 9 lac acetosum conglutinat valde vulnera[56]) magna.

Medicina incisiva:

Istius medicinae proprietas est, ut nihil efficiat in essentia humoris sed tantummodo ejus continuationem separat ita quod quaelibet pars separata retinet essentiam et similitudinem sui totius. Exempla istius sunt: cepe, pulpa coloquinthidae, cicer, ciminum, ruta, sinapis, eupatorium. —

Medicina inflativa:

Istius medicinae proprietas est ut sit substantiae grossae in qua agit calor extraneus commovens et faciens ventositatem, sed ista ventositas aliquando resolvit in stomacho et intestinis et tunc non inflat venas, aliquando[57]) tanta est ventositas quod nec in toto nec in parte resolvitur aut forte resolvitur in parte et in parte non, et istae inflant venas et proprie faciunt virgae erectionem. Exempla istius sunt: eruca, vinum crudum aut mixtum, secundum Avic. III capitulo „de regimine rupturae ventosae", rosae, cepe, cicer, lens, avellana (valde), fabae (valde), nux, dactylus, sinapis vaporant et inflant (Avic. III capitulo de soda ex ventositate), faseoli[58]), castanea, lactuca abluta, raphanus quantum ad substantiam, semen lini propter humiditatem, uva recens, zinziber propter humiditatem, semen erucae, mentha, spinachea[33]), (Avic. III cap. de cibo colicae); omnes fructus sunt vaporosi et sic inflant (Avic. IV cap. de signis stomachi etc.). —

Medicina lenitiva:

Ista medicina secundum Avic. calefacit cum temperamento ita quod ex operatione sua non multum resolvit et est ejus siccitas aequalis suae caliditati, sed secundum Gal. V° simpl. med. cap. 7 haec medicina quam vocat rarificantem est calidior caliditate membri ita quod accendit in membro caliditatem super caliditatem membri et resolvit aliquid de humiditate non tamen in tantum ut attrahat subtile et residuum exsiccet et medicina est temperatae caliditatis cum pauca desiccatione et est calidior quam medicina maturativa; est ergo lenitiva quia lenit et remollit membrum durum sed non quodlibet durum, quia durum est tribus modis aut quia siccum ut lapis aut quia tensum ut vesica pleno vento aut quia congelatum ut glacies et huic ultimo confert medicina lenitiva et maxime quando humiditas est in membro coartata et facit duo opera: 1°) quia dissolvit quod est congelatum 2° quia resolvit quod est dissolutum non tamen subito sed partem post partem; durum propter exsiccationem curat humectatio, durum propter repletionem curat evacuatio. Sed nota quod tria evacuant in isto casu sç. 1°) frigidum repercutiendo aut repellendo materiam fluentem aut calidum cui contrariatur repellendo cum quo fluit humiditas. 2°) evacuat calidum, quia humiditatem calefacit et ponit (eam) vaporem. 3°) exsiccans evacuat aut quia exsiccat materiam in poris existentem aut quia resolvit et alterat totum membrum et sic cum hoc humidum superfluum resolvitur. Exempla istius sunt: squinantum[18]), storax[59]) (valde et maturat et hanc vocat Avicenna lubue), spinachia, viscus, cassia fistula, cicer, foenugraecum (et digerit), furfur[60]) (et abstergit), grana pini (et maturant), mum[34]) i. e. sordes alvearis (valde et subtiliat), sebesten[61]), rasas i. e. stagnum[62]) cum subtiliatione et resolutione, et maxime quando aduritur, myrrha, bdellium, mel, ammoniacum, medulla cruris cervi, medulla cruris vituli, adeps caprae, et haec ultima ponit Gal. V° simpl. med. cap. 3.

De medicina lavativa:

Istius medicinae proprietas est agere magis virtute patiente quam agente et voco virtutem patientem humiditatem quia movendo et currendo supra orificia lavat superfluitates. Exempla istius sunt: aqua ordei, aqua cucurbitae, aqua fabarum, mel; non enim est aliquid ita mundificans cum abstersione ultima pulmonis sicut mel (Avic. III de cura ulcerum pulmonis), aqua lupinorum, lac amygdalarum. —

Medicina mundificativa:

Istius medicinae proprietas est lavare cum abstersione unde est debilior abstersiva et fortior lavativa. Exempla istius sunt: ptisanum de ordeo coctum cum suo cortice (Isaac in dietis), aqua risi[63]) cutem mundificat (Isaac in dietis), fabae cutem mundificant (Isaac in dietis), cuscutae sanguinem, fumus terrae sanguinem, zizanium[64]) lenificatione, amylum cum lenificatione, magnes cum abstersione, nigella cum abstersione et incisione ultime, ruta, been[65]) cum abstersione et incisione, spuma maris cum abstersione. —

Medicina maturativa:

Istius proprietas est secundum Gal. V° simpl. med. cap. 2 quam vocat aperitivum apostematum ut faciat caliditatem similem valde caliditati membri quod aperitur praeter quod consumat aliquid de humiditate membri sed servat substantiam membri ipsum non alterando[66]) tamen alterat materiam quae est in apostemate. Et ut hoc melius intelligatur notandum est quod in corpore nostro est triplex alteratio, una quae fit a calore naturali agente in cibum assumptum[67]) qui est materia vera bona convertibilis in juvamentum corporis et hoc fit in stomacho, epate et venis et omnibus membris. Alia est alteratio quae est praeter cursum naturalem et fit a calore innaturali et putrefaciente materiam et ista est contraria primae alterationi. Tertia est alteratio media inter has duas et ista fit a calore naturali quia est ibi aliquid digestionis, sed in ista generatione saniei calor naturalis non vincit materiam complete ita ut fiat juvamentum corpori, quia in materia est mala qualitas impediens calorem naturalem et ei non obediens. Et sicut in prima alteratione confert calor similis applicatus stomacho, sicut applicatur puer vel catulus juvenis ad ventrem ut fiat digestio melior, sic calor faciens saniem indiget medicina simili exterius posita ut eam adjuvet ad sui operationem et haec dicitur appetitiva a Galeno et maturativa ab Avicenna et ista imprimit caliditatem in membro similem ei valde et haec non agit qualitate suae caliditatis sed quantitate ipsius, et quoniam omnis caliditas exsiccat et resolvit, oportet ut haec medicina sit viscosa ut opilet poros corporis et concludat fumos interius et ex hoc calor fit multus, quia spiritus multus acutus temperatus aequali complexioni membri adunatur et augmentat omnes operationes naturales et eas confortat, et iste spiritus vocatur ab Hippocrate I⁰ af. „calor naturalis", ubi dicit „ventres hieme et vere sunt calidae naturae". — Exempla istius sunt: aqua tepida aut permixta cum oleo aut permixta cum farina tritici et oleo et in hoc melior est farina tritici alba et munda et panis ex ea factus quia est calida et humida, adeps porci, adeps vituli, adeps bovis, adeps caprae, sed est pluris acuitatis, adeps gallorum, sed est pluris resolutionis, adeps anatis quia est subtilioris substantiae, medulla ossium cervi, adeps animalium domesticorum est melior quia sicca et minus acuta quam silvestrium et inter domesticos adeps porci et vituli sunt meliores et inter silvestres adeps leopardi et leonis sunt sicciores et acutiores. Bitumen maturat cum resolutione et est similis pici in operatione, caulis coctus prima aqua ablata, calx abluta mixta cum oleo, cera quamvis sit minoris caliditatis quam ut maturet, si est mixta cum oleo maturat et si est superflua caliditas in membro tunc per se est maturans, faex olei, olibanum, pix cum excensione et exsiccatione sed sicca est melior quam humida et cum oleo est melior, resina cum oleo et si est apostema bulliens misce cum ol. ros., et si est frigidum misce cum ol. antiquo aut raphani, semina lini cum abstersione et maxime mixta cum adipe porci, althea, ysopus humida, foenugraecum cum adipe porci. —

Medicina putrefaciens:

Notandum secundum Gal. V⁰ simpl. med. cap. 7: medicina putrefactiva est duplex: una est quae est vere putrefactiva et est calefaciens et humectans et istius proprietas est secundum Avicennam ut corrumpat complexionem spiritus membri et ipsius humiditatem, et hoc quia dimittit humiditatem in membro corruptam, quare calor naturalis in ea non agit quia destruitur a regimine ipsius caloris et ista facit accidere in membro foetorem secundum Gal. et de ista hic non intendimus. Alia est huic similis et est quae aperit et destruit carnem mollem praeter quod accidat dolor. Exempla istius sunt: arsenicum citrinum et rubeum, azul[68]), aqua cineris et maxime lacticinii[69]), omne lacticinium, cantharis, faex aceti adusta i. e. tartarum. Sunt autem res quae cito putrefiunt in corpore: vermes pini secundum Gal., ammoniacum, substantia raphani, sanguis equi; persica[70]), quia secundum Avicennam IV° „de cura quartanae" permiscent putredinem. Sunt autem medicinae rarificantes putrefactionem quaedam confortando ut cinnamomum, quaedam prohibendo quia consumunt humiditatem superfluam et membra stringunt, ut myrrha, sal, mel et acetum. —

Medicina provocativa urinam:

Istius proprietas est secundum Gal. V° simpl. med. cap. 7, ut sit acuta calida subtilis et ista medicina primo attenuat sanguinem et ipsum subtiliat, 2°) discernit et separat spissum ejus a subtili sicut fit separatio in lacte per coagulum; 3°) attrahunt renes partem aqueam subtilem et remanet spissum in corpore. Exempla istius sunt secundum Gal. ibidem: semen apii silvestris et domestici, semen foeniculi, semen bauciae silvestris et est idem quod daucus, siseleos[71]), ameos[19]), phu[72]), asarum, acorus; ad hoc faciunt aperitiva superius nominata.

Medicina resolutiva:

Istius medicinae proprietas est facere humorem mutari in vaporem et deinde extrahere ipsum a loco in quo est retentus partem post partem. Exempla istius sunt: coriandrum cum subtiliatione et stypticitate, cassia, elleborus niger vehementer, mummia, siseleos[71]) cum mundificatione, affodillus[73]) cum abstersione, cucumer asininus cum abstersione, petrosel. cum abstersione et incisione, sarcocolla cum abstersione et digestione, sal cum abstersione, abel i. e. semen juniperi cum mordicatione, castoreum cum mordicatione, ammoniacum fortiter, asa, galbanum cum lenificatione, lithium cum stypticitate, mastix cum stypticitate, oleander valde, piper longum cum abstersione, coloquinthida cum attractione, ossa combusta cum exsiccatione, radix bucomarien[74]) cum incisione, harche[75]) multum cum incisione, anetum cum maturatione, althea cum maturatione, bdellium cum maturatione, ysopus humida cum maturatione, nasturtium cum lenitione, scolopendria, sicla, usnee cum stypticitate, muscus volubilis cum apertione, rosa, mellilotum, calamus aromat., camomilla, bol. armen., alumen jamenum cum vino odorifero. Hae 7 ultimae resolvunt parum cum stypticitate subtili (Avic. III de cura sodae ex percussione). —

Medicina rubificans:

Istius medicinae proprietas est, ut attrahat sanguinem ad cutem ipsam calefaciendo vehementer. Exempla istius: calamentum, cordumeni[76]), enula, squilla, sinapis, napellus. —

Medicina subtilians:

Istius medicinae proprietas est ponere essentiam humoris subtiliorem quam prius fuit cum calore suo temperato et haec medicina est debilior quam resolutiva. Exempla istius sunt: blattae byzantiae[77]) bateca i. e. viola indus, cerussa plumbi, cepe valde cum stypticitate hoc faciunt; ancusa i. e. agnus, anacardi, ammonium, coagulum, calamus aromaticus, sal armoniacum cum liquefactione, adeps anatis valde, calamentum, syrupus nenufari, rafanus fortiter, squilla valde, sticados cum apertione et abstersione, sambucus, lapis spongiae sine calefactione, bellericus cum attractione, cinnamomum, ambra sine calefactione, ysopus, camomilla. —

Medicina styptica:

Istius medicinae proprietas est materiam aggregare et eam inspissare et sua stypticitate membra confortare et secundum Gal. exsiccat humiditatem et claudit orificia venarum. Exempla istius sunt: cucumer indus, glans quia secundum Hali materiam incarcerat, castanea secundum eundem Hali tamen debilius glande, barba hirci i. e. hypoquistidos, coriandrum, unde Avic. III „de cura fluxus stomachi“: retinet fortiter cibum in stomacho; nux cypressi, cauda equi, ciconium, gummi arab. cum conglutinatione, acacia vehementer, ematites (haematites) vehementer, interior cortex glandis, cardamomum cum calefactione, crocus cum maturatione, salix sine mordicatione et proprie cinis, talkum cum desiccatione, nitrum, flos nucis silvestris vehementer, virga pastoris, fructus tamarisci (quaere plus super constrictiva).

Medicina stupefactiva:

Istius medicinae proprietas secundum Avicennam est ponere substantiam spiritus in complexione frigidam et in substantiam grossam quia virtus animalis non utitur eo; iterum corrumpere membri complexionem ita ut non recipiat impletionem vel impressionem virtutis, unde Gal. V° simpl. med.: virtus istius est multae infrigidationis ita quod stupefacit membrum et stupor fortasse erit privans sensum propter quod ista medicina sedat dolorem, non tamen vere quia medicina sedans vere dolorem est calida in 1° gradu et fundata in subtili substantia et ejus operatio est resolvere, rarificare, subtiliare, maturare et facere procedere omne quod est coartatum et retentum in membro in quo est dolor sive sit humor calidus sive viscosus grossus aut multus sive sit ventositas frigida vaporosa grossa et propter hoc ista medicina non debet esse styptica et hoc facit oleum anetinum et medicinae maturantes, medicinae autem stupefacientes provocant somnum et corpus infrigidant et aliquando interficiunt si sumantur in multa quantitate et ex eis est melior quae est sicca. Exempla stupefactivae sunt: jusquiamus albus et niger, jabort i. e. radix mandragorae, fumus storacis, opium, solatrum medicina ulcerans, succus lactucae sumptus in magna quantitate secundum Gal. III° de complexionibus cap. 5; lac papaveris secundum Gal. III° de compl. cap. 4. Et nota sec. Gal. V° simpl. med. cap. 11, quod istarum medicinarum quaedam sunt contrariae homini a tota substantia sicut gumma pigani[78]) et uva vulpis i. e. solatrum et argentum vivum et multi fungorum et sputum habentium venenum et fel eorum, quia ista sunt mortifera in genere suo non in quantitate sua unde parum sumptum ex eis interficit, sed medicinae stupefactivae sua qualitate hoc non faciunt, quia in parva quantitate sumptae aut mixtae cum aliis medicinis non nocent. Et scias quod major pars istarum medicinarum nocet menti et generant gravedinem capitis et rem similem ebrietati quia implent caput vaporibus et malis et multis, unde omnes nocent cerebro aut a tota substantia aut a qualitate. Exempla medicinae ulcerantis sunt ista: omne lacticinium, ruta cum stypticitate, squilla cum adustione, urtica cum attractione.

De vesicativis:

Ista vesicant secundum Avic. cap. de dolore juncturarum: allia, cepe, mel anacardi summe, lac tithymalli[69]), lac fici. —

De operationibus specialibus:

Visis operationibus medicinarum simplicium consequenter de specialibus operibus videamus, quae medicinae, quibus membris specialibus conveniant aut noceant et primo a capite incipientes, deinde per singula membra magis famosa descendamus, nec est nostrae intentionis omnes medicinas ponere sed tantummodo famosiores proprias et magis conferentes membro cuilibet sequentes in earum nominatione secundum ordinem alphabeti. —

Istae sunt medicinae capiti conferentes quae sequuntur:

Anisum vaporatum per nares sedat sodam[78b]), quia aperit cum stypticitate et resolvit ventositatem maxime quando aduritur. — Absinthium caput mundificat[79]), quia aperit cum stypticitate. — Assederac i. e. flos nucis aperit opilationes cerebri. — Auricula muris, si ex ea fiat sternutatio confert epilentiae[78b]) vehementer, quia cerebrum mundificat. — Armet[80]) i. e. cinnamomum grossum confert sua stypticitate. — Avellana maturat coryzam cum pipere et facit augmentum in cerebro. — Agnus castus emplastratus confert sodae, quia resolvit humorem et subtiliat. — Acorus confert dolori ejus valde, quia aperit cum resolutione et stypticitate. — Alcanna cum aceto illinita confert ad sodam quia aperit cum resolutione. — Asinus; epar ejus comestum confert epilentiae. — Aqua tepida valet epilentiae. — Aquae marinae vapor confert epilentiae. — Ambra confert cerebro et sensibus ejus calefaciendo et subtiliando. — Aloë mundificat coleram a cerebro et linita super frontem cum ol. ros. sanat sodam. — Abrotanum cum oleo linitum ipsum calefacit. — Anetum somnum provocat et maxime oleum ejus quia maturat humiditatem, sedat dolorem et carminat ventositatem. — Acetum cum oleo conquassatum confert ad sodam calidam et exsiccat et prohibet effusionem materiei. — Agaricum confert epilentiae superflua cerebri mundificando a proprietate. — Anacardus confert corruptioni memoriae. — Amygdalae amarae ante potum vini comestae prohibent ebrietatem. — Allium confert dolori frigido supple sine materia (Avic. III de cura hujus passionis). — Blattae byzantiae suffumigatae conferunt epilentiae quia exsiccant. — Balsamus confert epilentiae et vertigini quia calefacit, mundificat et exsiccat. —

Berengesif et est species abrotani emplastratum vel embrocatum confert sodae frigidae quia subtiliat et aperit valde et prohibet attractionem materierum ad membra. — Coagulum proprie camelinum confert epilentiae quia incidit, resolvit et exsiccat. — Camomilla confert sodae frigidae quia aperit et subtiliat, confortat et evacuat resolvendo. — Cepe: aqua ejus confert sodae frigidae si ex ea fiat caputpurgium, quia subtiliat, incidit et attrahit. — Castoreum cum ol. ros. illinitum confert oblivioni et lethargiae et sodae frigidae. — Cinnamomum caput mundificat attrahendo humiditates si ex eo fiat caputpurgium, unde confert coryzae. — Coloquinthida cerebrum purgat incidendo, resolvendo et attrahendo, unde dicit Hali super tegni quod sub pede posita attrahit flegma a capite. — Camphora confert sodae calidae quia caput infrigidat. — Capparis masticatum extrahit humiditatem a capite et confert dolori frigido quia aperitiva, resolutiva, abstersiva. — Caulis: decoctio ejus ebrietatem retardat et factam curat, exsiccat enim cum stypticitate. — Coriandrum reprimit vaporem a stomacho ascendentem ad caput, unde confert epilentiae, vertigini factis a stomacho. Idem Avic. III°, cap. de cura epilentiae. — Costus confert lethargiae calefaciendo et consumendo, unde confert omni membro quod indiget calefactione et propter hoc costus et nigella frixa in panno lineo ligata odorata conferunt reumati frigido (Avic. III). — Cucurbita[79b]) cum ol. ros. linita confert frenesi infrigidando quia sedat dolorem calidum. — Cucumer asininus; succus ejus facto caputpurgio emigraneam (hemicraniam) resolvit superflua plurima extrahendo et confert sodae calidae et galeatae quia subtiliat et resolvit. — Cubeze i. e. malva silvestris emplastrata cum urina confert ulceribus capitis valde. — Cyperum augmentum efficit in servatione[80b]). — Cerebrum gallinae assatum comestum confortat cerebrum et retinet sanguinis fluxum (Avic. l. III cap. de cura vulnerum[81]) asshedengi[81]) — Epithymum confert melancholiae et epilentiae, sedat enim inflationem et removet opilationem quia calefacit. — Enula embrocata resolvit flegmaticam emigraneam et confert omnibus doloribus frigidis et ventosis. — Elleborus confert melancholiae et epilentiae et emigraneae antiquae. — Foenugraecum si ex eo ponatur in lexivio confert epilentiae et cinis ligni ejus si ex eo fiat lexivium caput purgat et mundat furfures. — Fessire i. e. vitis alba si ex eo bibatur omni die aureus[81b]) unus confert epilentiae, quia calefacit exsiccat et abstergit. Dicit Mesuë quod succus ejus radicis quae vocatur bryonia solutione educit flegma et mundificat cerebrum et nervos ab humoribus flegmaticis putridis et secundum omnem modum administrationis confert epilentiae, vertigini et aegritudinibus nervorum frigidis. — Facalesus i. e. species bucormarien[74]) caput confortat positum in caputpurgio sedat sodam frigidam, quia calefacit mundificat et abstergit. — Ficus humida et sicca confert epilentiae et cinis ligni ejus si ex eo fiat lexivium caput purgat secundum Avic. l. III aut si fiat caputpurgium secundum Avic. l. III tr. 2 capitulo de cura sodae quae excitatur successione somni et est capitulum 32um. — Gallinae quae sunt pullae efficiunt augmentum in intellectu et confortant velamina cerebri ita quod prohibent fluxum narium habentem ortum ex eis. — Galbanum confert sodae, epilentiae et scotomiae et quando epilenticus ipsum odorat reminiscitur, quia resolvit et carminat ventositatem calefaciendo et exsiccando. — (H)olus jamenus[82]): succus ejus cum ol. ros. confert adustioni solis. — Ireos cum aceto et ol. ros. sedat sodam et prohibet reuma antiquum calefaciendo et exsiccando. Dicit Mesuë quod confert dolori antiquo emplastratum et si ex eo fiat caputpurgium aut ex succo ejus commovet sternutationem et educit per viam nasi superfluitates plurimas de cerebro pronas fluere ad partes corporis occultas. — Karabe[50b]) retinet fluxum narium descendentem a capite ad pulmonem, est enim restrictiva sanguinis a quocunque loco fluat. — Kitran i. e. pix, cal. sicc. 4° est res maxima in sedando sodam frigidam linitum capiti. — Lutum armenicum prohibet catarrhum et secundum Avic. III cap. de asmate hoc facit mirabiliter; exsiccat enim ultime. — Labdanum confert sodae et dolori capitis, maturat enim humores viscosos calefaciendo subtiliando resolvendo attrahendo. — Lubue[83]) i. e. arbor sigie et est storax liquida, suffumigatum confert coryzae ultime, quia maturat et lenit valde. — Lepus: coagulum ejus bibitum cum aceto confert epilentiae. — Lac caprae confert catarrhis et eos retinet. — Lilium furfuribus convenit; oleum ejus abstergit furfures et confert ulceribus capitis. — Lupini farina confert ulceribus capitis humidis. — Litium abstergit furfures et ulcera capitis exsiccat. — Lactuca confert adustioni solis cruda et elixata et removet vigilias et caput mundificat. — Lactuca asini si ex eo fiat caputpurgium caput mundificat quia aperit, abstergit et attrahit ex profundo. — Laurus removet sodam frigidam quia calefacit exsiccando. — Myrobalanus confert capiti tamen per accidens quia reprimit fumum acutum ascendentem a stomacho ad caput (Avic. l. III f. 1 cap. 39). — Myrobalani kebuli conferunt sensibus et servant rationem et conferunt sodae. — Muscus si ex eo et croco et camphora pauca fiat caputpurgium confert sodae frigidae, confortat enim et resolvit; solus etiam confortat cerebrum temperatum. — Mastix masticatum extrahit flegma a capite et mundificat ipsum — Majorana aperit cerebri opilationes unde confert emigraneae et grossam ventositatem consumit et confert sodae melancholicae. —. Mummia confert emigraneae frigidae, epilentiae et vertigini, si ex ea fiat caputpurgium; item si ex ea cum grano uno castorei et oleo de been fiat caputpurgium confert ad sodam antiquam quia subtiliat et resolvit et secundum Ras. III. Almansoris confert omnibus aegritudinibus capitis frigidis. — Myrrha si ex ea fiat caputpurgium mundificat cerebrum. — Nux romana cum aceto confert epilentiae quia calefacit et desiccat. — Narciscus aperit opilationes cerebri et confert melancholiae quia abstergit et attrahit ex profundo. — Nemen i. e. zinsimbrium cum ol. ros. et aceto super caput linitum confert oblivioni, lethargiae, commixtioni sensuum et sodae. — Nenufar confert ad sodam colericam et provocat somnum sed non debilitat. — Nigella torrefacta in panno lineo posita odorata confert coryzae et sodae frigidae. — Opium provocat somnum et sanat sodam antiquam factam ex caliditate. — Ovum testudinis silvestris comestum confert epilentiae secundum quod dicitur. — Oleum laurinum et rutaceum sunt bona doloribus capitis antiquis. — Oleum amygdalarum confert sodae. — Ol. ros. est bonum valde inflammationi cerebri et augmentum efficit in virtutibus eorum et in intellectu et confert principio apertionis apostematis ejus. — Olibanum confert capiti et ipsum confortat et mixtum cum nitro mundificat furfures si ex eis fiat ablutio. — Opoponacum confert sodae et epilentiae quia resolvit lenificat et abstergit. — Ossa hominis data in potu conferunt epilentiae secundum quod dicitur. Et Galenus dicit quod fuit quidam homo qui ex hoc auferebat omnem epilentiam. — Psyllium emplastratum confert sodae calidae. — Pix sicc. et humid. confert ulceribus capitis. — Portulaca confert sodae calidae. — Pentafylon cum vino bibitum per dies 30 aut 40 confert epilentiae quia est fortis exsiccationis sine mordicatione. — Paeonia suspensa collo prohibet epilentiam. — Pinus: decoctio ejus et maxime corticis [83b]) attrahit flegma plurimum facto caputpurgio ex eo aut gargarismate. — Papaver prohibet catarrhum cum ol. ros. et confert sodae calidae et si ex eo fronti emplastratum imponatur juvat habentem vigilias et provocat somnum. — Persica maxime oleum ejus confert emigraneae quia est styptica et prohibet cursum materiei et in hoc quando ipsa est siccata est potentior et maxime in matura. — Rosa sedat dolorem capitis calidum et maxime humida. — Roba i. e. avellana indica si ex ea fiat caputpurgium confert epilentiae, scotomiae, maniae, melancholiae et sodae et iterum confert torturae oris, quia facit fluere humiditatem ex naribus, et flegmati, et in hoc expertum est. — Ruta confert ad sodam antiquam si ex ea fiat emplastrum et odor ejus confert ad epilentiam; est enim incisiva, reresolutiva, carminativa valde et mundificat venas. — Squilla confert sodae et melancholiae; calefacit enim et exsiccat attrahendo ad exteriora; subtiliat enim cibos grossos et incidit cum fortitudine. — Storax confert coryzae et catarrho; lenificat enim valde. — Squinantum: flos ejus caput purgat. — Sticados [83c]) confert melancholiae et epilentiae. Item dicit Hali secundum practicos et secundum Mesuë confortat cerebrum et nervos sua caliditate et si jungatur cum squilla et aceto est bona medicina epilentiae et vertigini, et dicit Avic. IV cap. de soda ex percussione, quod si detur in potum cum aqua aut syrupo mellino curat maxime si percussio est sine vulnere. — Semen lini suffumigatum confert coryzae quia maturat cum abstersione. — Sambucus resolvit sodam frigidam ex flegmate odoratus; subtiliat enim humiditates. — Sulfur suffumigatum stringit coryzam, subtiliat enim et attrahit. — Staphisagria [83d]) masticata extrahit flegma a capite; est enim adustiva corrosiva, acuta, acris. — Sandaraca suffumigata prohibet catarrhum quia styptica retinens sanguinem. — Siseleos confert sodae valde resolvendo subtiliando et mundificando. — Scamonea cum aceto et oleo emplastrata sanat sodam antiquam. — Serapinum resolvit sodam frigidam ventosam et confert epilentiae, quia calefacit, subtiliat, resolvit et abstergit. — Sicla cum felle gruis in caputpurgio mundat, et si ex ea fiat ablutio aufert furfures. — Spica nardi cerebrum confortat, flegma prohibet aperiendo resolvendo cum quadam stypticitate. — Sizamum (sesamium): oleum ejus cum oleo rosarum confert sodae calidae. — Sandalus confert sodae calidae. — Sinapis et maxime masticata mundificat humiditates cerebri et emplastrata confert lethargiae, incidit enim et calefacit. — Salix: extrema ejus et succus conferunt sodae calidae. — Usnee cum in vino infunditur et bibitur facit dormire, est enim frigida. — Viola odorata et linita sedat sodam sanguineam. — Vitis: ejus folia emplastrata valent ad sodam calidam. — Vinum curat sodam frigidam (Avic. III cap. isto, sed glossa quando est sine materia). — Zinziber augmentum facit in conservatione [80b]) quia abstergit humiditatem capitis. — Xyloaloës confert cerebro valde et confortat sensum. —

Hae sunt medicinae nocentes capiti.

Visis medicinis capiti conferentibus videamus de medicinis capiti nocentibus secundum ordinem alphabeti.

Absinthium: succus ejus facit sodam sed hoc est per accidens, quia nocet ori stomachi mordicando ipsum sua salsedine secundum Mesuë. — Avellana facit sodam quia generat ventositatem. — Agnus castus bibitus facit sodam, emplastratus tamen confert. — Ammonium gravat caput et nocet sodae et somnum facit, si tamen ex eo frons liniatur confert sodae frigidae. — Apium facit epilentiam excitando ipsam. — Aqua calida epilentiae nocet quamvis tepida juvet. — Allium facit sodam et de hoc nota quod allium, cepe, cepula, sinapis et omnia acumina generant dolorem capitis quia sua caliditate fumos ad caput elevant et sua propria humiditate indigesta caput replent et sua acredine myringas cerebri mordicant. — Balsamum: oleum ejus facit sodam. — Cassia lignea, costus, cinnamomum faciunt sodam (Avic. III cap. de sermone universali soda), quia sunt aromatica, unde dicit Gal. V° aforismorum, quod experimentum testatur quod ex omnibus aromaticis dolor capitis generatur. — Crocus nocet capiti, quia inebriat et sensus obtenebrat quando cum vino bibitur et facit ridere sine causa. — Coriandrum sumptum in magna quantitate facit sensus permixtionem. — Caro vaccina grossa facit alienationem quia exsiccat multum. — Calamentum facit soda quia mordicat sua acuitate. — Canabis semen facit soda propter calefactionem et vaporem. — Cepe facit soda et nocet multum et multus usus ejus facit subeth. Idem Rases III° Almansoris. — Caulis nocet quia facit sompnia mala. — Dethin[84]) i. e. aucna facit scotomiam. — Eruca sola comesta facit dolorem capitis quia calida, sed lactuca, endivia, portulaca ei admixta hoc removent. Idem Ras. III° Almans. — Epar caprae comestum detegit epilensiam propter sui grossitiem. — Enula facit dolorem capitis, quia calida, confert tamen emigraneae frigidae. — Epithima[84b]) in febre factum super caput generat soda quia prohibet fumos exire (Avic. III° cap. de cura sodae calidae). — Fabae faciunt dolorem capitis. Idem Isaac in dietis addens quod faciunt somnia corrupta, sunt enim ventosae. — Foenugraecum facit soda, quia generat humorem malum. — Facalesus i. e. bucormarien i. e. herba Sanctae Mariae quod idem est in vino positum et bibitum inebriat magnifice. — Faseoli nocent capiti (Ras. III Alm.). — Glans facit soda, quia stringit ventrem. — Harmel i. e. herba similis myrrhae inebriat sicut potus vini. — Ireos facit dormire elevando fumos et tamen confert sodae antiquae, quando miscetur cum ol. rosac. et aceto vini. — Jusquiamus facit dormire et conturbat rationem stupefaciendo sua frigiditate. — Jabort i. e. radix mandragorae facit dormire et cum vino bibita inebriat, est enim frigida narcotica. — Lac universaliter nocet habentibus debilia capita. Idem vult Hipp. in aphorismo „lac dare etc." — Lubue i. e. arbor sigiae ex qua fit storax facit subeth et maxime oleum ejus. — Lenticula nocet quia replet cerebrum fumis unde facit somnia formidolosa (Isaac in dietis). — Melingia i. e. malva generat sodam et tristitiam multiplicat quia generat melancholiam. — Myrrha facit sodam sanis et patientibus soda. — Nux facit sodam propter sui acuitatem. — Nasturtium nocet capiti secundum Ras. in Al. — Opium facit dormire quia est frigidum narcoticum et destruit intellectum et sensum, tamen si cum myrrha et croco misceatur sedat sodam antiquam. — Olibanum: usus ejus multus facit sodam quamvis usus ejus temperatus cerebrum confortat et si misceatur cum nitro mundificat furfures. — Polium facit sodam, habet enim gravem odorem cum quadam aromaticitate. — Porrum comestum facit sodam et imaginari et videre somnia mala. Idem dicit Ras. in Alm. — Papaver facit dormire quia frigidum et maxime nigrum, quia est ingrossativum. — Rubi fructus i. e. mora multum comestus facit sodam. — Raphanus nocet capiti, dentibus et palato sua mordicatione. — Rosa facit reuma et sternutationem secundum Ras. in Al. Idem dicit Mesuë addens quod est ex medicinis facientibus dormire. — Squinantum humidum caput gravat et stupefacit sua frigiditate et humiditate replente. — Storax habet virtutem facientem subeth et gravat caput et facit sodam, tamen confert coryzae et catarrho jam factis. — Solatrum multum facit dormire et maniam stupefaciendo et cum vino attrahit somnum, si in eo ponatur ex cortice radicis ejus ad pondus aurei unius, tamen emplastrum ex eo factum sodae calidae confert. — Sehedengi i. e. semen canabi facit sodam sua caliditate et quod ex eo fit humor malus. — Seha i. e. absinthium marinum facit sodam mordicando cerebrum sua salsedine et amaritudine. — Sinapis nocet quia replet cerebrum et mordicat secundum Avic. l. III cap. de epilentia. — Tubera[85]) generant apoplexiam, sunt enim grossa valde, faciunt nutrimentum grossum et melancholicum. — Usnee[9]) infusum in vino facit dormire potantem ipsum, unde Avic. I f. 3 tr. 2 cap. 8 de regimine aquae et vini in fine: qui cito absque aliquo impedimento inebriari voluit in suo vino infundat usnee. Usnee est cortex tenuis involuta super quercum et alba est melior. — Vinum cerebrum aestuat (Avic. III f. 5 tr. 1 cap. 6). — Zizania[64]) est res mala inebrians, unde Isaac in dietis dicit, quod turbat mentem et inebriat.

Viso de medicinis capitis videamus de medicinis oculi juvativis et nocitivis secundum ordinem alphabeti:

Anisum confert sebel i. e. panno antiquo quia resolvit cum quadam stypticitate. — Absinthium emplastratum confert obtalmiae exsiccando resolvendo sua caliditate et prohibendo fluxum materiei sua stypticitate. — Acacia visum confortat et subtiliat repellendo fluxus mâteriei et exsiccando illud quod fluxum est. — Antimonium i. e. plumbum mortuum conservat sanitatem oculi repellendo materiem sua frigiditate et removet sordes ulcerum suorum desiccando, contrahit enim et exsiccat sine mordicatione et abscindit fluxum sanguinis. — Ammoniacum confert humiditati oculi, albuginem abstergit, asperitatem palpebrarum lenit, exsiccat enim resolvendo. — Alamoth i. e. plumbum nigrum adustum et ablutum confert obtalmiae calidae, infrigidando enim repellit materias calidas et quia humidum confert obtalmiae siccae. — Avellana super oculos puerorum varios (?) linita delet varietatem. — Acorus et proprie succus ejus attenuat grossitiem corneae et confert albugini, subtiliat enim et resolvit, abstergit et aperit sine mordicatione. — Attramentum confert asperitati palpebrarum. — Aqua frigida clara confortat oculum submersum in ea et humectat ab ea. — Amonium coctum embrocatum confert obtalmiae, subtiliat enim, exsiccat et maturat. — Asa si cum ea fiat alcofol confert in initio. — Aqua incidit et resolvit et disrumpit ventositates. — Apium domesticum emplastratum confert dolori oculorum quia resolvit, aperit et sedat. — Azul[68]) est ultimum in fortificando pilos palpebrarum et prolongando eos et evacuando humores prohibentes ortum pilorum. — Amygdala visum confortat, mundificat enim et abstergit et aperit et proprie amara. — Amylum prohibet cursum materiei ad oculum sua frigiditate, lenit etiam et mundificat. — Aloë confert ulceribus oculi et apostematibus ejus et doloribus ipsius et cursui anguli lacrymalis, exsiccat enim humiditatem ejus et repellit sua stypticitate et non mordicat. — Adeps piscis confert aquae oculi et acuit visum. — Adeps viperae recens confert panno. — Altea resolvit tumorem et inflationem palpebrarum resolvendo, mollificando, leniendo et maturando. — Affodillus: succus radicis ejus potatus juvat oculum abstergendo resolvendo et calefaciendo et exsiccando. — Acetum cum melle aufert sanguinem sub oculo occultatum, exsiccat enim et prohibet effusionem materierum, ejus tamen assiduatio debilitat visum. — Aurum in alcofol positum confortat visum, aequale in complexione, subtile in operatione. — Balsamus abstergit pannum et proprie oleum ejus. — Bulbus i. e. cepae cum aceto et vitello ovi confert apostematibus lacrymarum. — Batheca[86]) i. e. melo saracenicus: cortex ejus super frontem positus prohibet fluxum fumi ad oculum sua frigiditate. — Bessegassen i. e. coriandrum putei est herba similis coriandro, est bona oculis quando inest algarab[87]) quia resolvit, subtiliat et aperit et sua stypticitate fluxum prohibet. — Citrum: ejus succus acetosus removet icteritiam oculi, est enim stypticus frangens coleram rubeam. — Cerusa plumbi confert apostemati oculi repellens sua frigiditate et consumens sua siccitate. — Camomilla sanat algarab[87]) si ex ea fiat emplastrum: est enim aperitiva et subtilians cum quadam resolutione et absque attractione. — Cepe comestum: succus ejus confert aquae descendenti in oculum et abstergit visum et ex semine ejus cum melle, si ex eo alcofol fiat, confert albugini, subtiliat enim, incidit cum quadam stypticitate abstergendo et aperit fortiter. — Corallus adustus confortat oculum abstergendo et exsiccando humiditates et maxime ablutum et abstergit vestigia ulcerum et est conveniens lacrymis. — Cinnamomum comestum confert panno et tenebrositati et si ex eo fiat collyrium, liquefacit humiditatem oculi grossam; est enim ultimum in subtiliatione et aperitivum. — Cinis carnis arietis confert albugini. — Crocus abstergit visum et prohibet fluxum ad oculum et pannum delet et fit ex eo alcofol ad varietatem oculorum acquisitam in aegritudinibus. — Ciminum cum oleo mixtum confert ungulae et sanguini coagulato et succus ejus sub oculis abstergit visum et exsiccat lacrymas; est enim incisivum exsiccativum cum quadam stypticitate. — Crocarnia i. e. faex oculi decocti cum croco: virtus ejus abstersiva est oculi et oleum crocinum confert omni teneritati oculorum interius vel exterius ad moratum et si frequenter universalis purgatio pertinens ad causam principalem valebit ejus operatio contra omnem obscuritatem oculorum teste plurimo Dioscoride et Avicenna. — Caro luporum et animalium habentium rostra et ungues conferunt oculo et confortant. — Cancer marinus lacrymas resolvit et cum sale ungulam delet. — Cassia lignea confert oculo quia resolvit cum stypticitate. — Ciconium[88]) assatum confert apostemati calido oculi, confortat enim et repercutit sua stypticitate. — Calamus aromaticus abstergit visum, est enim subtilians cum pauca stypticitate. — Cadunia (cadimia) auri[55]) confert albugini oculi et in initio aquae et confortat oculum, exsiccat enim et abstergit. — Cubeze i. e. malva silvestris masticata cum sale pauco superposita oculo mundificat fistulas ejus et facit nasci carnem; stringit enim, carminat et resolvit sine mordicatione. — Emblicus[89]) visum confortat et maxime si patiatur a caliditate, extinguit enim caliditatem sanguinis. — Endivia confert obtalmiae calidae et lac endiviae silvestris abstergit albuginem, aperit enim opilationes cum quadam stypticitate. — Epatis caprini aqua confert panno et comestum aut in alcofol positum aut vapor ejus receptus confert eidem. — Euforbium si ex eo fiat collyrium, abstergit oculum, sed quia mordicat, misceatur cum melle aut cum aliis collyriis. — Elleborus si ex eo fiat alcofol confortat visum; resolvit enim et subtiliat. — Ematites ulcera oculi abstergit. — Faba cum thure et rosis et albumine ovi emplastrata confert exitui oculi et proprie pupillae, residuum quaere capitulo de fabis l. II.[89b]) — Ferrum est bonum ungulae et asperitati palpebrarum. — Foenugraecum: ejus dococtio sanat cataracta. — Fel omne confert obscuritati visus et proprie fel rapacium siccum confert in initio aquae sed non administratur nisi post mundificationem corporis et capitis. — Ex quadrupedalibus fel gazel[90]) est melius. — Ex avibus fel alkubugi[90]) i. e. alaudae caputae, fel caprarum montanarum confert in initio aquae; aperit enim opilationes. — Ficus: lac ejus cum melle confert humido panno et inceptioni aquae et cum foliis fricatur asperitas palpebrarum et scabies earum. — Gentiana si ex ea fiat linimentum et proprie ex radice confert obtalmiae, aperit enim subtiliat et abstergit cum quadam stypticitate. — Gariofylus abstergit visum et confert panno. — Granati acetosi succus confert ungulae et maxime ubi est caliditas; reprimit enim coleram et prohibet fluxum superfluitatum et est extersivum cum quadam acetositate. — Hasce cum cibis admixtum conservat virtutem visus et removet ejus debilitatem et est herba similis squinanto et est forte ysopus. — Hes i. e. aes ustum acuit visum et confert duritiei palpebrarum. — Hirundo comesta acuit visum et si exsiccatur et datur in potu omni die ad pondus unius aurei et proprie si adurantur mater et filii aut si ex eis fiat alcofol cum melle confert et dicitur quod cerebrum ejus cum melle confert principio aquae et similiter cerebrum vespertilionis. — Jusquiamus: semen ejus aut succus foliorum ipsius linitus super oculum sedat dolorem stupefaciendo et prohibet fluxum humorum ad ipsum infrigidando. — Isopus humida i. e. sordicies aggregata super lanam ovium confert apostematibus oculi linita, quia est maturativa et resolutiva. — Ysopus sicca cocta emplastrata confert sanguini mortuo sub palpebra. — Jabort i. e. radix mandragorae: ejus lacryma aut succus sedat dolorem superfluum stupefaciendo. — Kamedreos[14]) exsiccatum pulverizatum confert fistulis lacrymalium. Idem facit decoctio ejus cum oleo. — Lepus marinus more emplastri superpositus aut si ex eo fiat collyrium abstergit visum. — Litium i. e. succus caprifolii confert obtalmiae, abstergit corneam, removet pannum et sanat scabiem oculi; est enim resolutivum cum stypticitate; assiduatio alcofol cum eo confert valde. — Luf i. e. serpentaria: radix ejus confert putredini oculi, aperit enim cum abstersione. — Lingua bovis confert obtalmiae. — Lingua arietis confert obtalmiae constringendo et repercutiendo; item ulcera antiqua consolidat et recentia neque est quid melius in hoc. — Lac in oculo mulsum confert obtalmiae leniendo, glutinando et mundificando et propter hoc rectificat viscera intrinseca oculi. — Liquiritia confert ungulae et in hoc succus ejus est fortior, lenit enim et mundificat. — Lactuca silvestris abstergit ulcera corneae et proprie ejus lac; proprie hoc facit lac domesticum, et ipsa domestica confert obtalmiae calidae, usus tamen comestionis ejus obtenebrat oculum. — Linus coctus cum hordeo confert obtalmiae, fluxum enim prohibet et maturat. — Myrobalani citri conferunt oculo mollificato, et si ex eis fiat alcofol repellunt materiam currentem; si misceantur cum aqua ros. confert valde in causa calida. — Muscus confortat oculum et exsiccat humiditatem ejus et abstergit albuginem subtilem. — Mastix adhaerere facit pilos inversatos. — Merdesens i. e. lithargyrum ustum ablutum pulverizatum positum in oculo ut alcofol abstergit oculum; est enim exsiccans abstergens constringens sua stypticitate. — Marcasita[91]) abstergit oculum et confortat ipsum abluta et non abluta; in ipsa enim est constrictio et calefactio, maturatio, resolutio cum forti abstersione. — Myrrha abstergit vestigia ulcerum oculi et albuginem et resolvit materiam in oculo ut aquam in principio sui descensus et saniem absque mordicatione et implet ulcera oculi. — Memite[92]) confert obtalmiae in principio; habet enim stypticitatem multam. — Mel abstergit tenebrositatem visus; est enim aperitivum abstersivum venarum, resolutivum humiditatum. — Nux: oleum ejus et maxime vetustae confert herpeti, herisipilae, fistulae; abstergit enim, desiccat cum stypticitate et sine mordicatione. — Nux muscata confortat visum et confert panno quia styptica cum exsiccatione. — Nigella contrita cum oleo irino si fiat ex eo caputpurgium prohibet initium aquae quia incidit flegma, abstergit, resolvit humiditates et ventositates ultime mundificat. — Opium cum lacte mulieris sedat dolores obtalmiae et apostematum, quia narcoticum, sed multi abhorrent eum(!), quia nocumentum infert visui. — Ovum: ejus albumen sedat dolorem oculi et vitellum ejus cum croco et ol. ros. confert valde percussioni oculi et abluit omnem dolorem oculorum et si cum albumine et aqua ordei et thure super fluxum lacrymarum liniatur prohibet fluxum ad oculum. — Olibanum consolidat ulcera oculi et implet ea et maturat apostema ejus et abscindit cursus humiditatum ad oculum; exsiccat enim et proprie fumus ejus exsiccat vehementer cum stypticitate et est maturans sine mordicatione. — Opoponacum sumptum per modum collyrii acuit visum quia resolvit ventositates et lenificat cum abstersione. — Ostracum assatum quando aduritur et abluitur cum carne sua sumptum in alcofol confert albugini et panno et grossitudinem palpebrarum delet quia desiccat fortiter. — Pruna (pini): ejus gumma visui confert cum ex ea fit collyrium quia subtiliat incidit conglutinat cum quadam stypticitate. — Portulaca confert obtalmiae calidae sumpta in alcofol et cum vino sumptus vel usus ejus generat pannum. — Piper confert albugini quia abstergit. — Pix: fumus ejus prohibet lacrymas, confortat visum et facit oriri pilum palpebrarum. — Rosa sedat dolorem oculi ex caliditate et confert obtalmiae dum tamen additamenta alba ejus abscindantur; exsiccat enim cum stypticitate et abstersiva valde et sedat motum colerae. — Ruta acuit visum et proprie succus ejus cum succo foeniculi et si hi duo succi jaceant in pelvi aënea per 4 dies et clarum istorum in oculo ponatur confert valde quia ruta est incisiva, resolutiva, carminativa valde et mundificat, aut adde istis succum absinthii et parum plumbi cum modico vino et fac ut prius et confert dolori oculorum. — Rubus: succus ejus confert exiturae oculi quia frigidus, stypticus et desiccativus. — Raphanus quamvis oculo noceat quando aqua ejus distillatur in oculo aufert vestigia sub lacrymali et dicit Mesuë quod folia ejus acuunt visum. — Roba i. e. avellana indica confert aquae in oculo per alcofol et proprie succus ejus et confert sebel et panno, si ex ea fiat caputpurgium. — Ribes i. e. acedula acuit visum quando ex succo ejus fit alcofol quia stringit, extinguit caliditatem sedando ipsam quia frigida. — Squilla: ejus comestio acuit visum, quia resolutiva, subtiliativa valde grossorum humorum et incisiva cum virtute. — Sarcocolla confert obtalmiae et lippitudini et fluxui oculi et proprie nutrita cum lacte asini. — Sanguis columbae et hirundinum proprie sumptus ab ala dextra confert panno. — Stercus hirundinum est mirabile albugini. — Serpentis tyri jus et caro confortant visum. — Spodium confert apostematibus oculi calidis. — Sal cum oleo et melle super oculum emplastratum resolvit sanguinem congelatum. — Sal armoniacum clarum vel crystallus confert albugini oculi quia subtiliat et calefacit. — Serapinum confert obscuritati oculi si ex eo fiat alcofol et confert vestigiis in oculo et est de melioribus medicinis quae sint ad aquam descendentem ad oculum et si misceatur cum aceto delet ordeolum oculi si superponatur; est enim resolvens, subtilians, carminans, calefaciens, abstergens. — Solatrum sanat fistulas lacrymales et cum ex eo fiat alcofol confortat visum repellendo materias sua frigiditate. — Sinapis in alcofol posita confert panno; abstergit enim cum resolutione. — Salix: succus ejus confert percussioni pupillae et gumma ejus confert valde debili visui; gumma enim est vehementis abstersionis et succus est exsiccativus cum stypticitate. — Scoria ferri confert asperitati palpebrarum et scoria stagni confert ulceribus oculi. — Sal gemma acuit visum. — Tubera et est fungus et vocatur gallice „campegmons“ [93]): aqua eorum sicut est abstergit oculum quia in ea est acuitas aerea subtilis cum quadam terreitate. — Tuthia et est fumus qui elevatur a loco in quo aes purificatur et est res alba volatilis confert dolori oculi quia sua frigiditate repellit materiam fluentem et sua siccitate, quae est sine mordicatione, desiccat superfluitates coartatas in venis oculi et de istis operibus fortior est illa, quae abluta est, quia partes ejus terreae auferuntur et fit siccior. Ista autem utimur sicut ponimns ipsam in igne ut aduratur ut per adustionem subtilietur. Deinde eam extinguimus in succo foeniculi et hoc fit multotiens, saltem novies, deinde eam conterimus subtilissime apponendo succum foeniculi in conterendo et dum adhaeret mortario fit ignis de ligno aloës, deinde mortarium reversum super ignem appositum ut vim aloës recipiat, dehinc iterum conterimus subtilissime et in coreo illum pulverem ponentes in oculo cum parvo baculo argenteo ponimus; visum enim confortat abstergendo et siccando. — Testa cum sale metallino mixta confert ungulae et proprie testa cancri marini; est enim exsiccativa abstersiva. — Usnee et est cortex tenuis subtilis circumvoluta super quercum abstergit visum et proprie alba; est enim styptica resolutiva cum quadam lenificatione. — Viola confert obtalmiae calidae quia est frigida. — Urina pueri cocta cum porris in vase aeneo confert albugini et scabiei oculi, est enim abstersiva. — Vitrum abstergit oculum et delet ejus albuginem et in hoc adustum est fortius. — Vitis: ejus folia cum farina ordei emplastrata super oculum prohibet fluxum materiei ad ipsum; est enim stypticum. — Vespertilio: ejus cerebrum cum melle confert principio aquae descendentis in oculum et ejus cinis acuit visum et confert ungulae et albugini; est enim stypticum vehementer. — Ysopus confert apostematibus oculi, est enim maturativa cum resolutione. — Ysopus sicca cocta emplastrata confert sanguini mortuo sub palpebra. — Zinziber confert tenebrositati oculi causatae propter humiditatem, resolvit enim et lenificat cum abstersione.

Hae sunt medicinae quae nocent oculis:

Argenti vivi fumus destruit visum sua frigiditate et humiditate. — Aqua aspalti est mala oculo. — Assidua comestio aneti debilitat visum. — Allium debilitat visum et attrahit apostema ad oculum sua fumositate. — Assiduatio aceti debilitat visum sua frigiditate et acuitate. — Caulis obtenebrat visum et maxime positum in alcofol et hoc sua grossa fumositate. — Ireos attrahit lacrymas sua nimia apertione. — Lactuca: ejus assidua comestio obtenebrat visum. — Lens: usus ejus multus obtenebrat visum. — Opium infert nocumentum visui. Idem dicit Avicenna III de cura obtalmiae. — Portulaca: usus ejus multus facit accidere pannum in oculo. — Porrus nocet visui. — Piscis: omnis recens oculo nocet. — Raphanus nocet oculo. — Sehedengi i. e. semen canabi obtenebrat visum. —

Visis de medicinis oculorum nunc videamus de medicinis aurium:

Absinthium: decoctio ejus confert dolori aurium removendo fluxum humiditatum. — Argentum vivum destruit auditum. — Attramentum mundificat sanguinem aurium. — Aristolochia auditum confortat et mixta cum melle sordes aurium mundificat. — Amygdalae sunt bonae valde dolori et sonitui auris et proprie oleum amararum. Item dicit Avic. III f. 4 tr. 1 cap. 2 de conservatione sanitatis aurium, quod assiduatio instillationis olei de amygdalis amaris in aure omni hebdomade semel est mirabile. — Anetum confert dolori melancholico auris exsiccando humiditates ejus. — Adeps anseris et vulpis confert valde dolori auris. — Araneae tela grossa cum ol. ros. sedat dolorem. — Althea confert apostematibus in glandibus aurium maturando. — Acetum acuit auditum, quia aperit opilationes et resolvit sonitum. — Been: oleum ejus cum adipe anatis confert dolori auris. — Baurac cum melle mixtum distillatum in aure confert surditati quia aperit et mundificat. — Barba hircina desiccat sorditiem. — Cepe distillatum in aure confert gravedini capitis. — Castoreum confert surditati ventosae[94]), quando ad quantitatem lentis miscetur cum oleo nardino et distillatur nec est ei par. — Cinnamomum sedat dolorem ex frigiditate generatum. — Crocus confert apostemati calido maturando et resolvendo. — Coloquinthida mundata cocta in aceto et acetum si in aurem distilletur confert sonitui. — Calamenti succus interficit vermes. — Calcantum mundificat et interficit vermes. — Cucurbitae succus cum ol. ros. sedat dolorem calidum. — Euforbium cum oleo cyprino mixtum tepidum in aure injectum est probatissimum in tinnitu secundum Alexandrum. — Elleborus coctus in aceto confert sonitui. — Faba mixta cum ol. ros. confert dolori auris maxime antiquo. — Flos aeris albus tritus sufflatus in aure confert surditati antiquae. — Ficus decoctus cum spuma sinapis confert tinnitui auris. — Galbanum cum oleo de lilio tepido instillato confert doloribus frigidis. — Grana mali granati cum melle conferunt doloribus calidis. — Gumma albotin i. e. terebinthina cum melle et oleo mixta aurem mundificat. — Ireos: decoctio ejus cum aceto confert sonitui ejus. — Isopi vapor et ficuum confert sonitui. — [Jusquiamus[95]) capitis instrumenta respicit: Succum cujuslibet trium generum jusquiami sc. albi nigri et rufi accepimus in quantitate dr. 2 cum vino aut cum succo aliquo valente ad propositum, sedat dolorem aurium et cum aceto et ol. ros. sedat dolorem dentium. Idem facit fumus sementis cum cera et thure et suffumigatus et per os receptus et similiter ejus semen et radix ejus decocta in aceto et ejus oleum contra omnes aegritudines valet per se vel per accidens et est faciens dormire et facit subeth[96]) et si ex foliis comedatur aliqua quantitas faciet conturbationem rationis et similiter si fiat clystere ex decoctione foliorum ejus et oleo ipsius et distilletur ejus oleum in aurem sedat omnem dolorem aurium et breviter omnem dolorem nervosum.]. — Ladanum cum ol. ros. confert dolori auris calido. — Lingua arietis confert dolori auris frigido et sonitui quia calefacit et consumit. — Laurus confert sonitui. — Limatia: ejus viscositas facta per contritionem sui totius commixta cum olibano, aloë et myrrha conquassata ut fiat sicut mel[97]). — Porrum cum aceto et ol. ros. confert dolori auris exsiccando. —

Petrosilii succus confert dolori auris antiquo mundificando et aperiendo. — Papaveris decoctio confert dolori auris calido. — Persica: succus foliorum ejus interficit vermes sua amaritudine et confert dolori auris exsiccando humiditates. — Rosae decoctio confert dolori auris calido. — Ruta: succus ejus coctus in cortice granati aurem mundificat abstergendo dolorem, sedat calefaciendo, tinnitum removet consumendo, vermes interficit sua amaritudine. — Raphani oleum confert valde vento auris. — Succus foliorum nucis aurem mundificat, quia exsiccat. — Squinantum, sarcocolla pulverizata mixta cum melle in aure per lichinum[98]) posita saniem mundificant. — Stercus vaccinum confert apostematibus auris maturando. — Serpens: vinum decoctionis suae cutis sedat dolorem. — Sulphur cum aceto et melle confert constrictioni auris. — Saliva jejuni hominis interficit statim in aure vermes. — Sal gemma emplastratum cum aceto confert dolori auris. — Sumac[99]): ejus gumma prohibet saniem auris. — Succus foliorum salicis confert ultime in cursu saniei. — Siculae[100]) aqua confert dolori auris. — Solatrum distillatum in aurem confert dolori calido. — Sehedengi i. e. semen canabi confert dolori auris calido et mundificat exsiccando. — Sumar i. e. lactuca asini confert dolori auris. — Sinapis confert dolori auris frigido et proprie cum asa. — Salix: non est aliquid magis utile quam succus foliorum ejus in cura saniei quae currit ex aure. — Urtica confert apostematibus aurium abstergendo. — Vermis plurium pedum inventus sub amphoris tritus cum cortice granati et ol. ros. confert dolori auris. — Vitis albae folia abstergunt aurem et conferunt surditati. — Volubilis: succus ejus cum ol. ros. confert apostemati calido. — Virgae pastoris succus interficit vermes et exsiccat. — Vulpis adeps confert dolori auris. —

Istae sunt medicinae narium et proprie quae prohibent fluxum sanguinis:

Antimonium prohibet fluxum qui fit ex velamine[101]) cerebri. — Attramentum sufflatum in naribus fluxum prohibet quia siccum et stypticum. — Been prohibet fluxum narium quia stypticum est. — Cerebrum gallinarum confert illi sanguini qui fit ex velamine confortando cerebrum et augmentum in eo faciendo. — Camphora cum aceto confert fluxui sanguinis narium infrigidando. — Ciminum cum aceto confert odoratui aperiendo. — Coriandrum confert fluxui quia frigidum et stypticum. — Colcotar confert fluxui exsiccando. — Cauda equi confert valde fluxui. — Cyperum confert valde putredini narium exsiccando. — Glans confert fluxui quia stypticum. — Karabe[50b]) confert fluxui sanguinis descendentis a capite ad pulmonem et confert fluxui narium valde. — Lutum sigillatum abscindit sanguinem fortius omni re. — Linus retinet fluxum narium. — Lini semen suffumigatum confert coryzae. — Nigella aperit vehementer opilationem colatorii. — Ovum ponitur in medicinis constringentibus fluxum narium et maxime albumen. — Oleandri flos facit sternutationem. — Olibanum abscindit fluxum narium qui est ex velamine. — Ostracum tritum cum aceto abscindit fluxum narium. — Porrum abscindit fluxum narium. — Sambucinum oleum odoratum facit fluere sanguinem in naribus. — Sulphur odoratum stringit coryzam. — Urticae folia contrita super tempora emplastrata stringit fluxum narium et ejus semen odoratum aperit opilationes colatorii fortiter. —

Istae sunt medicinae oris et membrorum ipsius ut dentium, linguae, palati et similium.

Acacia confert ulceribus oris exsiccando et prohibendo fluxum humoris. — Acorus confert ulceribus oris exsiccando et prohibendo fluxum humoris. — Acorus confert gravitati linguae si ex decoctione ejus os abluatur. — Argenti vivi fumus facit foetorem oris quando per eum transit. — Attramentum contritum confirmat dentes sua stypticitate. — Aristolochia stringit gingivas abstergendo. — Alcanna confert ulceribus oris exsiccando. — Apium confert dolori dentis sed eum frangit. — Adeps gallinae confert asperitati linguae. — Allium assatum confert dolori dentium proprie quando miscetur cnm olibano. — Alumen: collutio oris cum aceto et alumine confert motui dentium et si aduratur, extinguatur in aceto et tantum sal admisceatur et exinde os abluatur, reprimit dolorem dentium (Avic. III, Serap. II). — Argentum: si fiat fricatio dentium ex eo confert foetori oris et maxime mixtum cum aromaticis. — Been: ablutio, decoctio radicis ejus confert dolori dentium. — Bedegar: collutio oris cum succo ejus confert dolori dentium. — Butyrum: si fiat ex eo inunctio gingivarum facilem ortum dentium facit pueris. — Citrum confert torturae oris. — Camomilla confert pustulis oris. — Cepae generant salivam multam. — Cinnamomum confert coryzae. — Coloquinthida: collutio oris facta cum decoctione radicis ejus in aceto confert dolori dentium aut si coloquintida mundatur granis suis impleatur aceto et super cinerem bulliatur et ex aceto os colluatur, confert dolori dentium et facit facilem dentium eradicationem. — Iterum acetum in quo est decocta coloquinthida est fortis juvamenti valde in dolore dentium (Avic. III f. 7 tr. 1 cap. 5). — Cicer confert apostemati humido gingivae et dolori dentis molaris. — Cubebe confert ulceribus putridis oris. — Caulis a sua proprietate exsiccat linguam. — Coriandrum: collutio cum decoctione ejus confert ulceribus oris. — Cypressi: decoctio cum aceto sedat dolorem dentium. — Cyperum confert mollificationi gingivae. — Calamentum adustum stringit gingivas. — Elleborus: decoctio ejus in aceto facta collutione cum eo confert dolori dentium. — Fumus terrae stringit gingivam. — Ficus, lac et succus ramorum antequam frondescant conferunt denti corroso cum in eo ponuntur. — Galbanum confert dolori dentis molaris et denti corroso subito. — Ireos, decoctio ejus confert dolori dentium quando masticatur, item succus foliorum ejus confert ulceribus oris. — Ysopi[102]) decoctio cum aceto et oxymelle confert dolori dentium. — Litium curat ulcera gingivae et oris. — Lingua bovis si masticetur radix aut ex succo ejus os colluatur confert dolori dentium et collutio cum succo foliorum ejus confert ulceribus oris. — Lac dentibus nocet corrodendo concavando consumendo gingivam laxando. — Lilium coctum confert dolori dentium et proprie radix silvestris. — Myrrhae decoctio in vino si ex ea os colluatur dentes confortat valde prohibendo corrosionem stringendo gingivam removendo humiditatem. — Morus i. e. celsus: radix ipsius posita in aceto per dies 8 ad solem postea exsiccata et pulverizata evellit dentes putridos eis superposita (Isaac in dietis cap. de moris). — Mus assata et exsiccata data puero ad comedendum abscindit fluxum salivae ab ore. — Nux facit apostema in ore et gravat linguam. — Nigellae decoctio cum aceto confert dolori dentium et proprie cum ligno pini. — Origanum masticatum confert dolori dentium et gingivam humidam sanat exsiccando. — Ostracum adustum cum sale abstergit dentes quando ex pulvere eorum fricantur. — Portulaca delet dolorem leniendo. — Papyrus confert corrosioni exsiccando et consolidando. — Porrus si ex semine ejus et pice fiat suffumigatio dentium interficit vermem in dente et ejicit ipsum; porri tamen comestio corrumpit gingivas et dentes. — Pyrethrum masticatum confert dolori frigido dentium et acetum decoctionis ejus in ore retentum dentes motos confirmat. — Piper nigrum cum aceto confert dentibus frigidis. — Pinus: collutio decoctionis aceti corticis ejus confert dolori dentium. — Ruta masticata confert dolorem alliorum et ceparum. — Rosae semen stringit gingivas. — Ranae fluvialis decoctio confert dolori dentium. — Ranae petrosae pinguedo si ex ea gingivae liniantur facit facilem dentium eradicationem. — Squillae acetum confirmat dentes stringendo et confert foetori oris consumendo. — Squinantum desiccat humiditatem gingivarum. — Sparagus: decoctio radicis aut seminis ejus confert dolori dentium. — Spuma maris abstergit dentes vehementer. — Staphisagria: collutio oris cum ea et acetum confert dolori dentium exsiccando. — Sal stringit gingivam mollificatam et adustum mundificat dentes a lapidibus. — Sandaraca i. e. auripigmentum confert dolori dentium vehementer nec invenitur ei par. — Sumac confert corrosioni dentium. — Scebran[103]): lac ejus adjuvat in dentium eradicatione. — Sinapis confert dolori dentis molaris. — Et sciendum quod acetum in quo ponitur condisi in ore retentum confert dolori dentium (Avic. III, cap. de cura dentium et secundum Rasem in divisionibus est ultimum). — Item Avic: ibidem: decoctio spolii serpentis in aceto confert dolori dentium. Item Rp.: piperis, pyrethri, staphisagriae, zinziberis āā pars 1, nitri pars $1^1/_2$, terantur et fricentur cum eis dentes et gingivae; sunt enim vehementis juvamenti. —

Istae sunt medicinae pectoris et mammillarum.

Anisum provocat lac. — Ammoniacum transglutitum cum aqua ordei et melle confert difficultati anhelitus. — Alomot (Alamot) i. e. plumbum nigrum confert ulceribus mammillae. — Anas comesta clarificat vocem. — Avellana cum melle comesta confert tussi antiquae; juvat enim ad spuendum. — Agnus castus multiplicat lac et sit ejus portio dr. 2. — Achori decoctio confert dolori lateris et pectoris. — Attramentum desiccat pulmonem ita quod forte interficit. — Arsenicum confert tussi et sputo sanguinis et saniei et maxime cum gumma pini.

— Aristolochia rotunda confert asmati, pectus et pulmonem mundificando. Idem dicit Avic. III, de cura ejus. — Alcanna confert pleuresi. — Assa dissoluta in aqua gargarizata vocem clarificat et statim confert tussi antiquae. — Apium confert asmati et tussi et difficultati hanelitus. — Azul confert asmati. — Amygdala amara cum amylo confert sputo sanguinis. — Amygdalae dulces conferunt tussi antiquae, asmati et pleuresi. — Aqua frigida nocet pectori valde. — Aqua marina embrocata confert apostemati mammillae. — Aqua in qua extinguitur ferrum confert sputo sanguinis. — Amylum confert leniendo pectus et fluxum prohibendo (Item Isaac in dietis.). — Ameos saniem pectoris mundificat. — Abrotanum: decoctio ejus confert difficultati hanelitus. — Anetum et semen ejus faciunt lac abundare (Item Ras. III Al.). — Allium clarificat vocem et confert tussi antiquae et dolori frigido. — Altheae semen confert tussi faciendo facile sputum et prohibet fluxum sanguinis quia stypticum et confert pleuresi emplastratum quia maturans. — Aceti gargarizatio confert tumori uvulae prohibendo fluxum humorum. — Agaricum confert asmati. — Bedegar: radix ejus confert sputo sanguinis quia stypticum. — Balsami lignum confert visceribus super diafragma quia aromaticum. — Barba hircina confert sputo sanguinis quia styptica. — Bdellium confert apostematibus gutturis et tussi antiquae maturando et leniendo. — Butyrum recens cum amygdalis et zuccaro confert siccae tussi et pleuresi leniendo maturando et sputum procurando. — Butyrum non recens cum melle et zuccaro et amygdalis amaris confert ulceribus .pulmonis sanguinem extrahendo. — Coagulum resolvit sanguinem congelatum in pectore. — Camomilla alleviat sputum. — Cepe: aqua cum melle confert praefocationi. — Coralli dr. 1 confecta cum albumine ovi et gummi arab. confert sputo sanguinis ipsum retinendo. — Cubebae mundificant pectus tantum a flegmate secundum Hali. — Castoreum suffumigatum confert apostematibus pulmonis. — Caseus: aqua decoctionis ejus potata lac multiplicat. — Cinnamomum confert tussi mundificando. — Crocus confortat instrumenta hanelitus; iterum facit facilem (!) sputum valde. — Coloquinthida faciens evacuationem confert hanelitui vehementer. — Cicer clarificat vocem et pulmonem nutrit. — Ciminum cum aceto mixtum confert difficultati hanelitus. — Capparis salicis confert asmati. — Caulis aqua clarificat vocem. — Cancer fluvialis confert extenuatis valde et caro ejus cum lacte asinae confert ptisi. — Cypressus cum vino confert sputo sanguinis et difficultati hanelitus. — Cydonii semen vel succus confert sputo sanguinis et muscilago seminis ejus cannam humectat. — Calamentum cum ficubus comestum extrahit humores grossos a pectore. — Cordumeni confert tussi quia pectus mundificat. — Item Ras. in divisionibus capitulo de tussi. — Calamus aromaticus cum terebinthina confert tussi. — Centaurea confert sputo sanguinis, quia styptica. — Cartamum clarificat vocem quia pectus mundificat. — Costus confert dolori pectoris. — Canabus mundificat pectus et aperit opilationes pulmonis. — Cucurbitae farina confert tussi et dolori facto ex caliditate. — Cucumer asininus cum sorbitione confert maliciae hanelitus. — Capillus Veneris liquefacit superflua grossa et educit (Hali). — Cornu cervi adustum ablutum confert sputo sanguinis. — Cassia fistula dissoluta in aqua coriandri humidi et muscillagine psyllii gargarizata confert praefocationi. — Dragagantum confert asperitati pectoris et pulmonis. — Eruca facit lac abundare. — Endivia: gargarismus factus ex ea et cassia fistula confert apostematibus gutturis. — Ericii caro confert extenuationi. — Enula de melle deglutita facit spuere et mixta in electuariis pectus mundificat et secundum Avic. III ipsa et ejus aqua confert vehementer asmati (l. III de dolore pectoris). — Epithimum est vehementis juvamenti in asmate (Avic. III). — Fabae sunt bonae pectori et sputo sanguinis conferunt. — Fabae cum melle et farina foenugraeci conferunt apostemati gutturis leniendo et maturando. — Fabae emplastrum confert apostematibus mammillae et lacti caseato. — Idem Isaac in dietis, quia resolvit et exsiccat. — Foenugraecum clarificat vocem leniendo et proprie cum melle, ficubus et dactylis, sed pulmoni nocet. — Faseoli conferunt pectori et pulmoni leniendo. — Furfur pectus lenit cum quadam abstersione et cum zuccaro et amygdalis infusis in vino confert apostematibus mammillae. — Foeniculum hortolanum humidum lac multiplicat. — Ficus humida et sicca confert gutturi et pulmoni. — Glans confert sputo sanguinis quia pontica. — Gleons i. e. grana pini majoris mundificat pulmonem et extrahit saniem et grossos humores. — Gummi arab. confert asperitati gutturis et pulmonis secundum Hali. — Gallorum antiquorum jus cum aneto et cartamo confert asmati. — Gallinarum caro clarificat vocem. — Gumma albocir (albotin)[104]) est bona ulceribus pulmonis consolidando et inviscando. — Galbanum confert asmati et tussi antiquae. — Grana costi maxime mundat(iv)a sunt pectori bona et tussim leniendo. — Granatum dulce lenit pectus et confortat. — Hasce i. e. ysopus silvestris pectus mundificat abstergendo. — Hirundo adusta confert squinantiae. — Ireos expellit superfluitates a pectore subtiliando vehementer, item Ras. in divisionibus; sed uvulae nocet. — Jusquiamus confert sputo sanguinis superfluo et proprie quando causa est caliditas quia infrigidat et constringit. — Jujubae conferunt pectori et pulmoni leniendo. — Karabe prohibet sputum sanguinis valde. — Kamedreos confert tussi antiquae. — [Kasangnem i. e. lingua bovis: ejus proprietas est laetificare et tristitiam removere.][95]) — Litium confert sputo sanguinis. — Lac muliebre confert valde consumptis. — Lutum sigillatum conservat viscera et confert sputo sanguinis exsiccando ulcus, quia secundum Avic. III cap. de cura ulcerum exsiccat plus quam aliud. — Lutum armen. prohibet fluxum sanguinis et ptisim exsiccando. — Ladanum confert tussi quia secundum Avic. III de cura ulcerum exsiccat multum. — Lingua arietis confert sputo sanguinis constringendo et cum lentibus confert asmati. — Lac asininum et caprinum conferunt tussi, ulcerationi pulmonis, extenuationi et sputo sanguinis mundificando et inviscando. — Lilium confert difficultati hanelitus et maxime ejus radix abstergendo. — Liquiritia clarificat vocem mundificando leniendo cannam et confert pulmoni. — Lactuca lac multiplicat generando sanguinem bonum quamvis sit frigida. — Laurus confert difficultati hanelitus cum melle removendo superflua ad pulmonem vehientia. — Linus confert tussi propter suam dulcedinem et fluxui sanguinis propter suam stypticitatem. — Mastix confert tussi et sputo sanguinis. Mummia prohibet sputum sanguinis ex pulmone. — Myrrha est bona tussi antiquae et clarificat vocem abstergendo et si sub lingua retenta transglutiatur reuma intercipit. — Mel si ex eo palatum liniatur confert praefocationi. — Nucis corticis succus gargarizatus prohibet praefocationem. — Nucis oleum antiquum facit dolorem gutturi et maxime nucum antiquarum. — Nasturtium confert asmati incidendo subtiliando et pulmonem mundificando. — Nenufar: ejus syrupus est bonus tussi et pleuresi; est enim subtiliativus valde, unde est vehementis abstersionis et infrigidans, si causa est calida. — Nigella confert difficultati anhelitus, est enim incisiva flegmatis abstersiva et ejus mundificatio est ultima. — Opium confert tussi clamosae continuae, est enim sedativum omnis doloris bibita et linita. — Ova sorbilia conferunt pectori, pleuresi, raucedini factae ex caliditate et sputo sanguinis et proprie vitellus. — Ova testudinis sunt experta tussi puerorum. — Orobus facit facile sputum et confert duritiei mammillarum. — Olibanum cum ol. ros. et chimolea[105]) prohibet apostema mammillarum. — Oleum olibani confert pectori et pulmoni exsiccando et maturando. — Ordeum: aqua ejus confert pectori et cum aqua seminis foeniculi lac multiplicat et emplastrum factum ex farina ejus cum melliloto et cortice papaveris confert dolori lateris. — Portulaca confert sputo sanguinis propter suam stypticitatem et maxime quando fit propter sanguinis acuitatem. — Papyri cinis confert sputo sanguinis desiccando quia adustum est vehementis exsiccationis. — Pix confert tussi frigidae et proprie cum amygdalis et facit sputum facilem (!); est enim aperitiva et proprie opilationum intrinsecarum subtiliativa et maturans. — Porrum cum aqua ordei et melle confert asmati ex grossa materia et maturat apostema pulmonis et ejus semen cum granis myrti āā dr. 2 conferunt sputo sanguinis. — Pedes cum pultibus ordei conferunt tussi calidae. — Piscium gluten in sorbitione positum confert sputo sanguinis. — Penidiae sunt bonae tussi leniendo. — Piper positum in electuariis confert pulmoni, pectori et flegmaticis incidendo et mundificando. — Petroselinum mundificat pectus et pulmonem cum productione sputi. — Pinus: ejus granum confert tussi antiquae leniendo et maturando. — Papaveris succus confert tussi calidae valde et proprie cum aceto et succo barbae hircinae et ejus semen pectus mundificat. — Rosa: capita ejus et virgulta conferunt sputo sanguinis quia pontica. — Ruta humida cum succo anetae confert difficultati anhelitus incidendo flegma et mundificando. — Rubus confert sputo sanguinis quia ponticum. — Rubera[106]) confert asmati secundum Avic. III. — Rafanus elixatus confert tussi antiquae et addit in lacte sed nocet gutturi. — Reubarbarum confert asmati et sputo sanguinis. — Squilla confert asmati antiquae et asperae voci valde. — Squinantum confert dolori pectoris et ejus flos confert sputo sanguinis. — Serpentaria cocta multotiens et comesta facit spuere. — Storax confert tussi et raucedini. — Spongia adusta cum oleo mixta confert sputo sanguinis. — Spinachia confert pectori et pulmoni calido (Idem Ras. III. Al.) — Semen lini assatum confert tussi flegmaticae. — Sanguis bubonis, jus et caro ipsius conferunt asmati valde comesta. — Sanguis edi recens tepidus cum aceto bibitus confert ad mammillae retentionem in suo statu, ut dicitur. Idem facit sanguis vespertilionis linitus. — Siseleos confert asmati tussi antiquae, difficultati anhelitus et cum melle bibitum mundat pectus ab humoribus grossis. — Sal nitrum incidit flegma a corpore et similiter napticum[107]). — Serapinum mundificat pectus extrahendo humores et proprie tres quartae ($^3/_4$) drachmae unius cum aqua rutae. — Sebesten lenit pectus et guttur. — Spica nardi mundificat pectus et pulmonem et prohibet effusionem materiei. — Sisaminum est bonum difficultati anhelitus et asmati. — [Sandaraca[95]) prohibet tremorem cordis et fluxum sanguinis] — Tryfera[108]) confert pulmoni, tussi, sputo sanguinis proprie coctum cum portulaca. — Thamariscus: fructus confert tussi antiquae provocando sputum. — Tartarum cum aqua plantaginis retinet sputum sanguinis. — Teremabin[7]) lenit pectus. — Thus mundificat pectus secundum Hali. — Urtica cum aqua ordei pectus mundificat et in hoc est semen fortius quam folia; idem Ras. in divisionibus. — Viola pectus lenit infrigidando. — Vitis domestica: succus foliorum ejus confert sputo sanguinis. — Volubilis est bona asmati quia mundificat abstergendo. — Virgae pastoris aqua est bona sputo sanguinis constringendo et infrigidando. — Vulpis pulmo siccus confert asmati valde. Idem Avic. III cap. de asmate: idem Isaac III viatico cap. eodem. — Uva passa confert asperitati generatae ex frigiditate. — Ysopus sicca confert asmati, tussi, pulmoni et pectori et proprie cum ficubus abstergendo et mundificando. — Zuccarum pectus lenit et removet asperitatem. —

Ex his potes colligere electuaria vel syrupos lenientia:

Rp. grana pini, uvae passae, ficus, gummi arab., foenugr., semen lini dactyli, radic. lilii, amygd. maxime amarae, sebesten, zuccari, mel (Avic. III de cura raucedinis). — Et si cum hoc vis infrigidare Rp.: semina cucurbit. et cucumeris, amylum, muscillaginem psyllii, succum liqu., vitella ovor., lac noviter mulsum. — Et si vis calefacere, adde lenitivis dictis asam, piper, galbanum, terebinthinam, calamentum, storacem, calamintam, acetum squillae (Avic. III cap. dicto). — Si autem vis mundificare saniem a pectore et pulmone: Rp. ysopi, radicem lilii, caules, farinam orobi, ciceris, squillam, utramque aristolochiam, piper album, nigrum et longum, sinapim, nasturtium, costum, cassiam ligneam, spicam, scordeon, quia in hoc agit vehementer. —

Ex his fiunt emplastra, syrupi vel electuaria

et coquuntur in aqua hordei (Avic. III de cura empymatis); item sequenti capitulo dicit quod mel mundificat vehementer. — Si post mundificationem indiges confortatione pectoris quia times sputum sanguinis, Rp: rosam, balaustiam, acaciam, gi. arab., dragagant., masticis, karabe, bolum arm., sangu. drac., ematiten, semen myrti, arnoglossam (Isaac III° viatici); Rases addit thus, oliban., rheubarb. Item nota quod ad tussim siccam competunt pilulae bicicae[109]) et maxime si ex gutturis asperitate et calore: Rp succi liqu. zuccari albi āā dr. 10, amidi, dragaganti, amygdalae dulces excorticatae, confice cum mucillagine seminis cydoniorum (Ras. IX Alm. cap. isto.). — Et si sit tussis ex rheumate cum ventris constipatione detur haec confectio: Rp. jujubae dr. 20, sebesten dr. 30, passarum mundatarum, violas siccas āā dr. 4, liquir. dr. 5, ficus dr. 10, pista, coque in 3 ℔ aquae usque ad unam et in colatura adde cassiae fistulae dr. 7, thamarindi dr. 10 (Ras. IX Al. de catarrho), et addere dr. 5 de capillis Veneris est bonum secundum Ras. IX capit. de tussi. — Iterum si est tussis antiqua et prohibet somnum, pilulae coratinae competunt: Rp. myrrhae, storacis, opii āā, fac pilulas ad quantitatem lupini, da unam quando vadit dormitum secundum Ras. ibid. Item ad asthma: R. ficuum citrinarum dr. 10, dactylorum humidorum, semen apii, foeniculi, capill. Veneris, liquir., ysopi, prassii āā dr. 5, coque in 3 ℔ aquae usque ad unam, fiat syrupus cum melle, da tribus diebus et cum hoc utatur electuario hoc. Rp. succi liq., ysopi, capilli Veneris āā dr. 10, cordumeni, piperis, amygd. amar., aristoloch. rot., seminis urticae, mel q. s.; hoc enim electuarium superfluitates, quae sunt in pectore, mirabiliter expellit. — Item trochisci boni ad sputum sanguinis: Rp. thuris, sangu. drac. dr. 2 et tertiam part. dr. unius, karabe dr. 5, ematites, terrae sigillat. āā dr. 10, aluminis dr. $2^1/_2$, balaustiae dr. 3, opii, reubarbari āā dr. 2, fiant trochisci 10, detur unus cotidie cum succo ozimi majoris aut succo portulacae, primo tamen fiat flebotomia (Ras. IX Al. cap. isto). —

Istae sunt medicinae cordi conferentes:

Ambra confert cordi et est calida. — Argentum confert tremori cordis et est temperatum. — Aurum confert tremori cordis et dolori ejus et est temperatum. — Acetositas citri sedat dolorem cordis calidum; idem facit cortex citri secundum Hali. — Alkubugi i. e. alauda caputa calefacit; caro ejus abstergit cor et confert in tremorem cordis calidum; habet enim proprietatem in hac re propter frigiditatem suae complexionis (Avic. III cap. de cura tremoris cordis). — Buglossa i. e. lingua bovis quae etiam vocatur besanguen laetificat cor et tristitiam removet et est temperata. — Borago quae secundum Hali II° practicae vocatur corodar, cor exhilarat. — Been utrumque est medicina cordialis calida. — Basilicon est medicina calida cordis. — Corallus confortat cor et confert tremori ejus et est calida frigida. — Crocus confortat cor laetificando ipsum et est calidus. — Ciminum confert dolori cordis frigidi. — Calamentum odoratum syncopizantem relevat. — Calamentum hircinum confert tremori cordis. — Cardamomum est cordialis calida. — Cubebe est cordialis, cal. — Carabe est cardialis frigida et confert tremori cordis. — Camphora est cardialis frigida. — Coriandrum est cordialis frigida. — Emblicus myrobalanus confortat cor et subtiliat et praebet augmentum et intellectum. — Enula est cordialis calida et in hoc est mirabilis (Avic. III vide de hoc). — Gariofilus[110]) cor confortat, animum exhilarat et jocum dat secundum Hali in II° quem vocat „altimifel", item cor facit robustum secundum Ras. III Al.; item est valde mirabilis in hoc secundum Avic. III de hoc. — Gariofilata confert tremori cordis ex flegmate et melancholia et hanc vocat Avic. III „falaminis". — Hyacinthus (Jacinctus) est cordialis temperata. — Linus confortat cor et aufert tremorem cordis. — Lingua avis confert tremori cordis. — Lutum sigillatum est cardialis frigida. — Mummia cum cimino ameos et carvi confert tremori cordis. — Melissa confert cordi (Ras. III Al.) et est cardialis cal. — Muscus est cordialis cal. — Margarita est cordialis fr. — Ozimum odoratum et comestum laetificat animam secundum Hali, item est cordialis temperata. — Rosa est cordialis fr. — Rosata bibita confert syncopi. — Serpens i. e. tyrus confortat cor et confert tremori cordis cal. et melancholiae. — Spodium est cordialis fr. — Spicanardi confert tremori cordis secundum Avic. de cura hujus. — Sandalus linitus et bibitus confert tremori cordis accidenti in febre; item est cordialis fr. — Usnee confert tremori cordis. — Xiloaloë i. e. lignum aloë confortat cor et ipsum lenificat. — Zedoaria est medicina cord. cal. —

Ista nocent cordi:

Lac nocet cordis tremori humido. — Scamonea est ex eis quae nocent cordi. — Ventosa inter spatulas posita generat tremorem cordis (Avic. I f. 4 cap. 21). — Ex his potest scire diligens scolaris quod sunt quaedam medicinae cordiales calidae, quaedam frigidae, quaedam temperatae et hoc secundum Avic. III capitulo de passionibus cordis. — Calidae: ut ambra, crocus, been utrumque, ciminum, calamentum, gariofilus, cardamomum, cubebe, enula quae est mirabilis, muscus, melissa, spica nardi, sambucus, lignum aloës, zedoaria. — Frigidae: ut acetositas citri, cortex citri, corallus, alkubugi, carabe, coriandrum, margarita, lutum sigillatum, sandalus. — Temperatae: argentum, aurum, buglossa, borago, hyacinthus, rosa, tyrus; tyriaca autem confortat cor a sua proprietate. Et notandum quod ex his sunt quaedam specialia tremori cordis ut argentum, aurum, corallus, ciminum, borago, linus, lingua avis, lingua bovis. —

Istae sunt medicinae conferentes stomacho et virtutibus ejus:

Anisum extinguit sitim factam ex salsa humiditate incidendo et lubricare faciendo. — Absinthium appetitum reducit et syrupus ejus confortat stomachum sua ponticitate. Idem dicit Avic. III cap. vomitus 9°; idem dicit Joh. Mesue. — Aristolochia est bona singultui, item longa est maximi juvamenti in dolore ventoso (Avic. III cap. de cura doloris stomachi). —

Amygdalae recentes cum corticibus suis mundificant humectationem stomachi, sed tarde digeritur et secundum Avic. III de colica dulcis confert colicae propter sui abstersionem et amara magis. — Aqua nitrosa confert stomacho humido. — Aqua aluminosa et aqua styptica conferunt vomitui os stomachi confortando sua ponticitate et humiditatem consumendo sua siccitate. — Aqua enim multum frigida appetitum excitat et stomachum efficit robustum (Avic. I f. 2 doctr. 1 summa 1 cap. 27). — Ameos confert stomacho humido et nauseam sedat; iterum est vehementis juvamenti in calefaciendo stomachum frigidum secundum Avic. III, ubi de hoc loquitur. — Aloë mundificat superflua colerica et flegmatica a stomacho. — Abrotanum confert stomacho frigido. — Allium est ex cibis qui magis conferunt stomacho frigido secundum Avic. l. III, ubi de hoc loquitur. — Alumen confert singultui ex repletione. — Asarum confert stomacho inclinando humiditates ad vias urinae secundum Avic. cap. de cura vomitus. — Althea sitim sedat. — Acetum est conveniens stomacho calido et humido, augmentat appetitum et digestionem confortat, quia stomachum praeparat. — Agaricum confert eructuationi acetosae. — Berberis confortat stomachum quia ponticum et abscindit sitim valde factam ex caliditate. — Beseguessem i. e. capillus Veneris cum vino confert fluxui ad stomachum (Avic. II). — Bedegar confert stomacho debili et aperit opilationes. — Balsamus confortat stomachum et removet digestionis maliciam. — Barba hircina confert prohibendo effusionem materiei. — Basilicon confert ori stomachi secundum Ras. III. Al. — Cepe dulce et rubeum est stomacho bonum quia cibum digerit et emplastratum confert dolori stomachi. — Cepe bis coctum est multi juvamenti sed facit sitim. — Coagulum cum vino bibitum resolvit lac coagulatum in stomacho et sanguinem congelatum. — Coriandrum confortat stomachum calidum et prohibet eructuationem et retinet cibum in stomacho. — Cicer: folia, flos, cortex et semen confortant stomachum et viscera et cortex proprie sedat vomitum et confortat appetitum; sed sciendum quod debet sumi in mane et postea cibus non sequatur nisi post longum tempus. — Castoreum cum aceto confert singultui, sed facit sitim; item cum oleo antiquo inunctum confert dolori ventoso secundum Avic. III (ubi de hoc). — Cinnamomum confortat stomachum et exsiccat humiditates; item rectificat saniem et resolvit et competit omni membro nervoso (Avic. III de cura vomitus cap. 9). — Crocus confortat stomachum propter ponticitatem et caliditatem; idem facit costus (vide Avic. III de cura vomitus). — Costus et crocus maturant materias frigidas confortant et cal. faciunt. — Cuscutae confortant stomachum mundificando superfluitates. — Cassia lignea confortat stomachum et proprie vinum in quo infunditur. — Cyperum calefacit stomachum exsiccando cum pauca stypticitate. — Citonium[111]) confert vomitui sua stypticitate confortante fortiter et sedat sitim sua frigiditate et prohibet stomachum recipere superfluitates propter quod confortat stomachum, et syrupus ejus confortat appetitum defectum et quasi mortuum valde et prohibet vomitum flegmaticum. — Calamentum confert stomacho et appetitui ejus; subtiliat enim fortiter et exsiccat et calefacit valde. — Cardamomum confert vomitui sua caliditate et ponticitate. — Cordumeni confert dolori pungitivo ventris; in ipso enim est virtus liquefactiva et ejus proprietas est confortare membra intrinseca. — Calamus aromaticus confert stomacho maturando ejus apostemata, subtiliat enim cum pauca stypticitate et in substantia ejus est terreitas et aëritas bonae commixtionis. — Cucurbita confert superfluis calidis stomachicis et abscindit sitim; est enim fr. et hu. — Cucumer sua frigiditate et humiditate sedat caliditatem colericam, unde est bonus stomacho calido. — Caro alkubugi confert stomacho calido. — Caro lupina secundum quosdam confert stomacho frigido et humido et debili. — Emblicus confortat stomachum et ipsum praeparat et sedat sitim et vomitum et facit appetitum cibi; est enim frigidus ponticus. — Eruca adjuvat digestionem calefaciendo, aperiendo et leniendo. — Endivia est de melioribus medicinis stomacho calido et maxime silvestris, quia est melior; aperit enim opilationes viscerum cum fri. et stypt. et ejus aqua cum cerusa et aceto est mirabile epithima infrigidando illud cujus quaeritur infrigidatio. — Ericius confert stomacho prohibendo effusiones materierum ad ipsum et resolvit cum quadam abstersione. — Fabae cum suo cortice coctae in aceto prohibent vomitum sua siccitate et frigiditate. — Foenugraecum decoctum cum aceto confert stomacho debili; ejus enim virtus est digestiva, lenitiva, quia est calidum cum quadam viscositate. — Ferrum: aqua decoctionis ejus confert stomacho debili sua stypticitate. — Fisticum est bonum stomacho quia amarum, ponticum et aperitivum et aromaticum. — Foeniculum quando bibitur cum aqua frigida confert nauseae et inflammationi stomachi et est aperitivum opilationum. — Fumus terrae confortat stomachum. — Fessire i. e. vitis alba: ejus extremitas comesta quando inprimis elevatur confert stomacho; est enim calida temperate, abstersiva et exsiccans cum subtiliatione. — Glans confert stomacho humido, quia sicca. — Gentiana: syrupus ejus confert stomacho frigido; est enim calida cum stypticitate et radix ejus est ultima in apertione, subtiliatione et abstersione. — Gallus: pellis intrinseca jecoris ejus et etiam aliarum avium desiccata et bibita cum vino confert dolori stomachi et jus gallorum confert inflationi stomachi ex ventositate. — Gariofilus stomachum confortat et confert vomitui et nauseae; est enim cal. et sicc. et aromaticum. — Granatum dulce confert stomacho quia ponticum. — Hasce adjuvat digestionem quia cal. cum incisione et resolutione. — Karabe retinet vomitum prohibendo effusionem materiei quia constrictivum et cum mastice bibitum confortat stomachum. — Lepus silvestris stomachum mundificat. — Litium confert stomacho. — Liquiritia sitim sedat, quia humida et confert inflammationi stomachi. — Lupinus non multum amarus disrumpit materiam impedientem appetitum et confert nauseae; est enim stypticum. — Ladanum confortat stomachum debilem; est enim calidum cum pauca stypticitate et maturativum grossarum humiditatum. — Lactuca confert inflammationi stomachi, cito digeritur ef cum aceto confert appetitui. — Myrobalani citri et nigri confortant stomachum exsiccando et constringendo. — Myrobalani bellerici confortant stomachum aggregando et consumendo humiditatem et nihil est ei par. — Myrta: portare grana myrtae est valde juvativum stomacho mollificato (Avic. III de debilitate stomachi); item ibidem: in mentha est juvamentum manifestum; item ibidem, superiora foenicula sunt bona ad hoc. — Mastix confortat stomachum et eligit appetitum; est enim cal. et stypt. et resolutivum. — Mummia confortat stomachum et nauseam aufert. — Myrrha confert stomacho mollificato; est enim cal. et stypt. et est vehementis exsiccationis. — Mel: aqua mellis confortat stomachum et appetitum; est enim cal. cum abstersione. — Mora spinae immatura confert stomacho humido et calido quia fr. et sicc. secundum Hali. — Nux muscata confortat stomachum quia calida et os stomachi proprie quia pontica. — Nasturtium calefacit stomachum et facit cibi appetitum. — Nemen i. e. zinziberum confert singultui quando semen ejus cum vino bibitur. — Opium juvat stomachum cal. et hum. aggregando et infrigidando. — Ovum coctum in aceto prohibet materiei effusionem ad stomachum. — Olibanum retinet vomitum; est enim ponticum et confortat stomachum et proprie mollificatum quia est cal. et sicc. — Origanum confert stomacho; est enim calidum, resolutivum, subtiliativum et est vehementis abstersionis. — Psylii muscillago cum ol. ros. confert siti colericae. — Portulaca emplastrata et bibita confert stomacho inflammato et prohibet motum colericum. — Piper longum digerit, appetitum erigit et stomachum confortat; album autem piper confortat plus quam longum aut nigrum secundum Avic. V^0, capitulo de diacimino. — Piper nigrum appetitum et digestionem facit, vide Avic. III cap. de cura debilitatis digestionis. — Piper est de medicinis maxime juvativis ad digestionem; hinc est quod diatereon pipereon calefacit stomachum vehementer (Avic. III cap. de stomacho frigido). — Pyra stomachum confortant sua stypticitate et infrigidant. — Pimiperus i. e. cypressus silvestris bibitus confert inflammationi et maxime ejus fructus. — Paeonia prohibet materias effundi ad stomachum sua stypticitate et semen ejus confortat stomachum et sedat ejus dolorem. — Persica matura est bona stomacho et facit appetitum sua stypticitate et maxime hoc faciunt incisa et siccata quamvis humida sint citae putrefactionis. — Papaver: syrupus ejus confert valde stomacho calido secundum Avic. IV. — Rosa cum melle digerit et ejus succus confert stomacho humido et ejus oleum confert inflammationi stomachi. — Ruta confortat stomachum digerendo et appetitum erigit quia cal. cum stypticitate. — Rubi folia emplastrata confortant stomachum debilem constringendo ipsum sua ponticitate. — Reubarb. confert stomacho debili et appetitum confortat, quia calid. cum ponticitate. — Squilla confortat stomachum et digestionem facit et confert sublevationi cibi; est enim valde curativa grossorum humorum. — Squinantum stomachum confortat, appetitum facit et nauseam sedat et maxime cum pipere; est enim stypticum digestivum cum quadam lenificatione et cum hoc resolvit ventositates. — Sanguis draconis confert stomacho constringendo. — Storax sicca confert stomacho humido, est enim styptica exsiccativa. — Sal confert dolori stomachi frigido, est enim calidum resolutivum humiditatum constrictivum propter suam stypticitatem. — Sizeleos inflammationem resolvit, dolorem sedat, digerit et proprie radix ejus et semen ejus sedat dolorem interiorum et liquefacit flegma congelatum. — Sumac confortat stomachum quia ponticum, appetitum erigit, quia acetosum. Item secundum Avic. III, cap. de cura vomitus confortat et resolvit. Item secundum Galenum XII megat. confortat intestina et vulnera eorum curat. — Spica nardi prohibet effusionem materiei et sedat mordicationem; est enim cal. et sicca cum quadam stypticitate. — Sandalus linitus et bibitus confert debili stomacho et maxime ex caliditate, quia est frigida et prohibet attractionem. — Scoria ferri confortat exsiccando superflua proprie cum antiquo vino et maxime stomacho humido; est enim fortioris exsiccationis quam aliae scoriae. — Thamarindi conferunt multitudini vomitus et siti in febribus et stringunt stomachum mollificatum ex multitudine vomitus et stomachum infrigidant. — Theremabin i. e. manna sitim sedat et est temperatum. — Thymum purgat secundum Hali. — Usnee retinet vomitum, confortat stomachum et removet inflationem et proprie cum vino styptico. — Viola valet inflammationi stomachi, est enim frigida. — Uva passa est amica stomacho. — Xyloaloës removet humiditatem putridam et confortat; est enim aperitivum, frangitivum ventositatum. — Zinziber digerit, calefacit, exsiccat humiditatem ex fructibus venientem. — Zuccarum bonum est stomacho in quo colera non generatur; est enim temperatum, declinans ad caliditatem, tamen laedit stomachum calidum, quia ad coleram facile convertitur. —

Istae sunt medicinae stomacho nocentes:

Absinthii succus est malus stomacho propter sui mordicationem et ejus semen nocet ori stomachi quia salsum. — Anas et caro anseris sunt graves stomacho. — Avellana tarde digeritur et excitat vomitum. — Asa nocet stomacho. — Apium est movens eructuationem, tardae est digestionis quia tardae descensionis et ejus semen facit nauseam et vomitum nisi assetur. — Aqua marina et similes sunt mala stomacho propter mordicationem in humido, in quo consumit humiditatem. — Amygdala diu in stomacho moratur. — Been[112]) est malum, quia provocat nauseam. — Bulbus i. e. cepe quando non digeritur, pungit et inflat. — Baurac[113]) commovet vomitum, sed non incidit humores stomachi. — Coagulum est malum stomacho. — Citri caro nocet stomacho quia inflativa et tardae digestionis nisi cum melle. — Cerebrum omne facit nauseam, appetitum delet, tarde digeritur. — Caseus omnis salitus et non salitus est malus stomacho; recocta stomacho nocent minus tamen quam caseus recens. — Crocus nauseam facit et appetitum dejicit, quia est contrarius acetositati, quae est in stomacho. Idem Avic. III de cura casus appetitus. — Coloquinthida est mala stomacho. — Caulis est malus stomacho quia ejus canna est tardae digestionis. — Carthamus est malus stomacho et caseat lac in eo. — Canabi grana sunt mala stomacho quia sunt difficilis digestionis. — Frumenti sanich et ordei gravat stomachum, sed acetum et sal removet hoc nocumentum. — Ficus sunt inconvenientes cursui materiei ad stomacham. — Fabae recentes nocent stomacho valde secundum Isaac in dietis. — Granatum acetosum nocet stomacho quia mordicat. — Hermodactylus est malus stomacho debilitans ipsum, maxime niger. — Jujubae sunt malae stomacho quia difficilis digestionis. Item ipsum debilitant (Avic. IV de cura scabiei quod incipit „medicamen forte"). — Lac inflat et dolorem facit et proprie collustrum i. e. bos (?), ambo enim movent fumosam eructuationem. — Lapis judaicus debilitat stomachum et appetitum. — Lilium: ejus oleum stomacho nocet propter vehementiam resolutionis. — Medulla ossis conturbat stomachum et appetitum delet, sed piper removet. — Myrobalanus kebulus habet in se virtutem faciendi nauseam. — Mentha inflat secundum Avic. IV. cap. de cibatione colicae in fine. — Nux est mala difficilis digestionis. — Nux cypressus est gravis stomacho. — Nux est mala stomacho et tamen quandoque facit sitim adunando caliditatem. — Opium per se destruit digestionem valde sed piper reprimit. — Oleum amygdalinum gravat stomachum. — Ordei aqua nocet quia inflativa. — Pruna nocent quia nimis mollificantia. — Portulaca appetitum debilitat quia humorem malum generat. — Porrum est malum stomacho quia mollificat et silvestre deterius est. — Persica comesta cum aliis cibis cibum corrumpit quia secundum Isaac in dietis persica est convertibilis in flegma grossum atque putridum. Item sicca tarde digeritur. — Panis calidus facit sitim quia calidus natat quia vaporosus, cito satiat quia inflativus. — Raphanus nocet quia facit eructuationem et post cibum facit vomitum, proprie cortex cum oxymelle et semen ejus cum aceto facit nauseam valde. — Spinachia nocet stomacho quia inflat (Avic. III de cibatione colicae). — Sticados turbat abundantem coleram in stomacho faciens sitim et vomere. — Semen lini est malum stomacho, quia difficilis digestionis. — Sparagus facit vomere. — Staphisagria cum mellicrato facit vomere chymum viscosum. — Scamonea nocet stomacho valde; item Gal. I° acutor. — Sicla: ejus radix est mala stomacho quia mordicat et nauseam facit. — Sizaminum est malum stomacho faciens nauseam et appetitum defendens. — Zuccarum nocet stomacho habenti coleram quia cito in eam convertitur. — Omne vaporosum nocet stomacho quia inflat et nihil est ita vaporosum ut fructus (Avic. III. cap. de aegritudinibus stomachi; item ibidem: cibus cujus mora prolongatur in stomacho est vaporosus).—

Ex his patet quod quaedam conferunt stomacho, quia calida, quaedam quia frigida, quaedam quia humida, quaedam quia sicca.

Calida conferunt ad digestionem faciendam et hoc 1) aut quia calorem naturalem intendunt removere frigidum, aut 2) quia calorem innaturalem augmentant retinendo interius vaporem calidum, sicut applicatio catuli canis aut pueri ad ventrem et per istam viam quia vestimenta quibus operimur augmentant caliditatem innatam et adjuvant ad digestionem. 3) calida resolvendo conferunt ventositatem intrapositam inter stomachum et cibum impedientem ne stomachus bono modo cibum comprehendat. 4) confortant humiditatem suffocantem calida consumendo et si ista medicina calida et cum hoc aromatica tanto est fortior quia spiritus vivificat et multiplicat et si cum hoc est pontica ad hoc est fortior, quia ponticum cum stomachus sit nervosus ipsum constringit et corroborat et caliditatem coadunat unde in digerendo efficit fortiorem. — Sunt autem calida ista quae sequuntur: anisum, absinthium, aristolochia longa, abrotanum, bedegar, balsamus, basilicon, cepe, coagulum, castoreum, cinnamomum, crocus, cyperum, costus, cassia lignea, calamentum, cardamomum, calamus aromaticus, eruca, gentiana, gariofilus, hasce, myrrha, mel, nux muscata, nasturtium, piper triplex, ruta, squilla, squinantum, sal, sizeleos, spica, lignum aloës, zinziber et his similia. — Et hae sunt proprietates, quas supra posuimus, et ex his vel aliquibus istorum potest diligens scolaris componere syrupos vel electuaria secundum dispositionem patientis. — Frigidum etiam calefacit simul dicendo calidum secundum Aristotelem IV° meteorologicorum et huic consonat Galenus in I° aphorismorum super illo aforismo „ventres hieme et vere": calor interiora ingreditur in hieme et ibidem adunatur et hoc fit a frigido fugante calidum et calor interius adunatus meliorem facit digestionem, quia calor et spiritus et sanguis in interioribus corporis aggregantur, sed hoc non est verum nisi in animalibus habentibus calorem fortem quia animalia frigida debilia frigore ingrediente corpus magis infrigidantur et non solum frigidum calefacit fugando calidum sed etiam calidum interius adunatum humoribus qui sunt in profundo corporis pascitur et pastus multiplicatur. Item non solum frigidum calidum adunat sed e contra circumstat secundum Aristotelem in IV° meteorologicorum et si circumstat prohibet fumos evaporari et fumi non exeuntes augmentant caliditatem intus existentem in tantum quod calor adunatus et pastus humoribus secundum quod dicit Gal. in IV° de complexionibus in fine et multiplicatus propter vaporum retentionem non solum calor in profundo manet non solum calefacit membra interiora sed revertitur ad exteriora, unde dicit Gal. ibidem: frigidum condensando superficiem corporis exteriorem et concludendo caliditatem interius facit quod calor innatus pascitur humoribus et calor innatus sic adunatus et pastus revertitur ad superficiem corporis vertuoso in tantum quod inveniens clausionem pororum exteriorum incenditur et aliquando adurit et maxime in corporibus habentibus humiditatem paucam subtilem sicut in teneris ramis quercus nucis et vineae. — Sunt autem medicinae quae infrigidant istae: coriandrum, citrum, ciconium et succus ejus et ejus syrupus, cucurbita, cucumer, citrullus, caro alkubugi, emblicus, endivia, fabae, granatum, karabe, opium, portulaca, pyra, poma, persica, rosa, sanguis draconis. — Humidum autem juvat ad digestionem siccum removendo quod digestionem impediebat et etiam cibum remolliendo et aptum faciendo passioni. Sunt autem humida ista: jujubae, sebesten, liquiritia, pineae mundatae, theremabim, viola, cucumer, cucurbita, semen bombacis, semen portulacae, zuccarum et similia. — Item siccum adjuvat ad digestionem et hoc consumendo humiditatem superfluam. Sunt autem ista: amygdala amara, aqua nitrosa aluminosa, aqua ferrea, ameos, acetum, glans, myrobal., myrrha, olibanum, storax sicca. —

Visis medicinis stomachi videamus medicinas epatis et splenis conjunctim quia aliquando medicinae quae conferunt epati conferunt spleni et e contrario sicut in fine videbitur.

Et primo videamus de eis quae conferunt: Anisum confert opilationi eorum factae ex humiditate. — Absinthium confert ictericiae et hydropisi, unde dicit Avic. III, capitulo de hydropisi, quod syrupus de absinthio confert valde in hydropisi; item ex eo emplastrum cum ficubus, farina lollii et nitro confert spleni. — Asarum confert opilationi epatis; item confert duritiei splenis valde. — Ammoniacum confert opilationi eorum. — Amenberberis i. e. berberis epar confortat et habet maximam proprietatem in calido epate (Avic. III f. 14 tr. I cap. 20). — Agnus castus aperit opilationes utriusque valde. — Acorus confert epati frigido et extenuat splenem multum. — Aristolochia cum aceto super splenem linita confert ei valde et proprie rotunda. — Allium secundum quosdam est bonum epati frigido sed secundum Avic. est pravum (III f. 14 tr. 1 cap. 21). — Ammonium aperit opilationes epatis. — Apium confert utrisque, item aperit opilationes epatis calidi et frigidi (Avic. III f. 14 tr. 1 cap. 20). — Amygdala utrumque aperit et maxime amara; sed amygdalae sunt fugiendae in epatica dyssenteria, quia facile corrumpuntur et mutantur in coleram et superfluitates secundum Alexandrum de distemperantia epatis frigidi. — Aqua marina: ejus fumus confert epati hydropico desiccando. — Aqua ferrea et aerea conferunt spleni. — Ameos est bonum epati. — Affodillus confert epati icterico. — Acetum vaporatum hydropisim resolvit. — Agaricum cum oxymelle confert epati quem(!) aperit et est boni nutrimenti (Avic. III f. 14 tr. 1 cap. 20 in fine), — Avellana confert epati quem(!) aperit et est boni nutrimenti (Avic. III f. 14 tr. 1 cap. 20 in fine et immixta rebus frigidis confert calido epati). — Been cum aceto confert duritiei utrique. — Bedegar aperit opilationes. — Balsamus epar confortat. — Camomilla aufert ictericiam. — Corallus juvat utrumque. — Cinnamomum aperit epar et confortat; iterum est contrarium putrefactioni, rectificat complexionem frigidam, expellit causam corrumpentem, mundificat virus malum; idem facit cassia (Avic. III cap. de cura debilitatis epatis). — Crocus est bonus spleni.

— Caro adipis confert spleni sua proprietate (Avic. III f. 14 tr. 1 cap. 17 in fine). — Cicer utrumque aperit. — Capparis splenem confortat et deopilat et proprie cortex radicis ejus. — Caulium succus cum vino confert spleni. — Caro ericii cum oxymelle confert opilationi epatis (Idem Avic. de cura ictericiae). — Cyperum epar calefacit. — Calamentum confert hydropisi de causa frigida. — Calamus aromaticus epar calefacit et deopilat et confert apostemati ejus frigido. — Centaurea confert opilationi utriusque. — Cucumer asininus extrahit aquositatem hydropicorum mirabiliter sine nocumento. — Cassia fistula epar a colera mundificat, unde confert ictericiae. — Caprifolium cum aceto bibitum confert spleni valde et ictericiae frigidae. — Endivia confert epati calido vehementer et non nocet epati frigido nocumento magno, unde Avic. III f. 14 cap. 19 hujusmodi materiae dicit: endivia competit epati valde calido et a proprietate infrigidando et aperiendo opilationes propter suam amaritudinem confortando propter suam ponticitatem frigido cum proprietate aperiendo et confortando, unde idem f. eodem cap. 18 in fine: omnes endiviae ei conferunt. — Eupatorium confert opilationi utriusque et secundum Hali epar confortat, quia est amarum ponticum. — Foenugraecum emplastratum cum vino confert spleni. — Ferrum: vinum et aqua in quibus ipsum extinguitur confert duritiei splenis quia secundum Serap. III cap. 26 in ferro est qualitas faciens stypticitatem confortantem. — Fisticus: ejus oleum confert epati opilato ex grossa humiditate. — Fumus terrae aperit opilationes epatis. — Ficus aperit opilationes utriusque et si cum nuce et amygdalis accipiatur est juvamenti mirabilis in aperiendo vias cibi. — Fessire i. e. vitis alba est bona spleni. — Grana granati epar confortant et sua acetositate abstergunt (Avic. III f. 14 tr. 2 cap. 1). — Gentiana utrumque aperit. — Gariofilus epar confortat et calefacit. — Ireos confert utrique frigido et cum aceto confert spleni proprie. — Hypericon confert secundum Hali quia purgat. — Isopus sicca emplastrata cum ficubus et sale confert spleni. — Kamepitheos confert opilationi utriusque. — Kamedreos aperit opilationes utriusque. — Limatiae conferunt epati a proprietate (Avic. III f. 14 tr. 1 cap. 17). — Litium bibitum et illinitum confert icteritiae nigrae. — Lingua arietis est bona opilationi epatis. — Lac facit opilationem in mesaraicis unde nocet spleni et epati opilatis. —

Lilium confert spleni. — Lupinus utrumque aperit proprie cum aceto, melle, ruta et pipere. — Lactuca confert ictericiae infrigidando, confert dolori epatis, proprie ejus cortex cum vino odorifero. — Lac cum butyro est bonum epati calido (Avic. III f. 14 tr. 1 cap. 20). — Ladanum confortat epar debile secundum Hali. — Myrobalani kebuli sunt boni in hydropisi evacuando materiam et epar confortando sua ponticitate. — Mastix est bonum epati et confert apostemati ejus statim. — Majorana confert epati hydropico et proprie ex frigida causa. Myrrha aperit opilationes epatis quia amara secundum Hali. — Nux muscata confortat utrumque. — Nasturtium epar calefacit et splenem deopilat. — Nenuphar: radix ejus confert duritiei splenis linita et superposita. — Origanum confert epati quia calidum. — Opoponacum confert duritiei splenis emplastratum et si cum aceto in musco positum per duos menses clarificatum (est) confert spleni valde deopilando. — Portulaca confert epati inflammato. — Pimiperus[114]) i. e. cypressus utrumque aperit et mundificat. — Piper nigrum est bonum epati frigido et emplastratum super apostema ejus durum confert resolvendo. — Petrosilinum utrumque aperit. — Paeonia utrumque aperit. — Rosa et ejus aqua epar confortant infrigidando. — Ruta: vinum decoctionis ejus est bonum hydropisi de frigida causa et confert spleni deopilando. — Rubea tinctorum utrumque aperit et proprie aqua ejus epar aperit, quia confert hydropisi de frigida causa et in hoc est ei proprietas et maxime cum oxymelle. — Raphanus utrumque aperit et proprie aqua ejus, unde confert hydropisi. — Reubarb. confert epati et extenuat splenem, quia aperitivum et confortat sua ponticitate, unde dicit Aristoteles in libro de regimine principum quod reubarbarum est vita epatis sicut vinum est vita caloris et Avic. l. III cap. de cura dolorum epatis multum ipsum commendat, cui consentit Johannes Mesuë. — Squilla splenem deopilat et proprie acetum ejus. — Squinantum confert epati calefaciendo resolvendo apostemata ejus dura, item epar confortat sua ponticitate. — Sparagus epar aperit. — Spuma maris rubea utrumque aperit. — Serapinum confert epati hydropico aquam extrahendo. — Scolopendria confert spleni magnifice. — Spica nardi confert epati calefaciendo confortando et aperiendo et cum vino confert spleni. — Sicula aperit utrumque sed parum nisi cum aceto et sinapi. — Sinapis extenuat splenem. —

Thamariscus cum aceto confert spleni et emplastrum ex eo cum vino et similiter comedere et bibere in vase facto ex eo. — Taraxacon i. e. rostrum porcinum confert hydropisi valde et aperit epatis opilationes. — Usnee confert debili epati. — Urina hominis confert splenetico, unde quidam homo hoc sompnians bibit suam urinam et sanatus fuit. — Urina caprae valet hyposarcae et proprie cum spica. — Volubilis aperit opilationes epatis. — Valeriana aperit opilationes utriusque quia amara cum quadam stypticitate secundum Hali. — Uva passa est amica epati, unde dicit Alexander capitulo de frigiditate epatis: uva passa nutrit et habet in se naturale nutrimentum epatis, unde Avicenna: uvae passae conferunt epati ita quod prohibent solutionem ventris similem aquae carnis (III° libro de debilitate epatis in fine curae; idem dicit in l. III capitulo de cura fluxus epatici). — Xyloáloës epar confortat. — Zinziber confert epati frigido. — Zuccarum aperit opilationes. —

Istae sunt medicinae quae nocent:

Asa nocet epati. — Aqua frigida nocet epati valde frigido[115]). — Aloës, ficus sicca nocent epati et spleni opilatis. — Scamonea epati nocet valde. — Omne lac nocet opilando epar sua caseitate et maxime quando est opilatum. Ab hoc nocumento removetur lac camelarum foetarum, quia est deopilans sua subtilitate. — Notandum quod epar est membrum nobilis operationis, quia est membrum digestionis sanguinis et idcirco indiget ad sui conservationem medicina calida et si cum hoc est aromatica tanto melius, quia aromaticitas augmentat spiritus substantiam. Item epar est membrum rarae compositionis, est enim sanguis coagulatus et propter hoc indiget medicina constringente ipsum sicut est medicina styptica vel pontica. Item epar est venarum strictarum propter quod patitur facile opilationem, unde indiget medicina abstergente et aperiente ut sunt omnia amara et etiam diuretica. Et si aliqua medicinarum habeat omnes istas proprietates ipsa est amica epati et conveniens sicut sunt cinnamomum, cassia lignea, spica nardi, lignum aloës, reubarb. et similia. — Medicinae autem quae calefaciunt et deopilant epar sunt: asarum, cassia, petroselinum, aristolochia rotunda, rubea, ireos, fistici, agaricum, epithimum, squilla, polium, centaurea minor, gentiana, absinth., acorus, xylobalsamus, cinnamomum, nux cypressi, costus, amygdalae. — Medicinae vero frigidae aut eis proximae aperitivae et deopilantes sunt: endivia utraque, cicorea, aqua plantaginis, radix et folia, cuscuta valde aperit, reubarb., absinth., quae quamvis habeant parum caliditatis non tamen nocent, eupatorium, amygd. am., succus foeniculi, lupinus, quae est melior medicina quae quaeritur in opilatione epatis sive calida sive frigida. — Confortantia sunt amara pontica ut absinthium et similia in causa calida, berberis, rosa, sandali, spodium et similia. Et scias quod cortex medianus fraxini, alvi, salicis multum deopilant et in causa frigida cortex medianus genestae est optimus. — Medicinae vero convenientes opilationi splenis sunt istae: cortex radicis capparis, scolopendria, thamariscus, fructus, lignum et cortex extrema salicis, semen agni casti, acorus, succus centaureae minoris, camepitheos, camedreos, armoniacum, lupini amari, acetum squilliticum et ejus syrupus; haec enim conferunt spleni lapideo juvamento multum manifesto secundum Serapion. l. IV cap. de cura hujusmodi. — Ex his et ex dictis in areola praedicta potest diligens scolaris colligere generalia juvamenta sc. conficere syrupos et electuaria conferentia epati et spleni secundum suarum diversitatem passionum magis specialia requirere in taquino[116]) supraposito. —

Dicto de medicinis conferentibus membris nutritivis dicamus de medicinis conferentibus membris expulsionis ut sunt intestina,

et istarum medicinarum quaedam conferunt evacuando, quaedam constringendo, quaedam dolorem sedando, quaedam ventositatem consumendo, quaedam vermes interficiendo sicut postea specialius videbitur enumerando medicinas secundum ordinem alphabeti:

Amiberberis[117]) i. e. berberis stringit et confert rasurae et fluxui sanguinis. — Anisum stringit parum quia parum ponticum, et ablutum est melius secundum Hali quia ablutio aufert quandam acuitatem quam habet. — Avellanae cortex stringit ventrem quia stypticum. — Acetosa et semen ejus stringunt et proprie saniem. — Aqua frigida potata stringit fluxum colericum extinguendo colerae ardorem. — Adeps renum caprae stringit acuitatem colerae mitigando. Item interponit se inter humorem ulcerantem et membrum ulceratum quoniam sua siccitate cito coagulatur super membrum et ipsum cooperit et cooperiendo defendit tamquam vestimentum. — Aqua salsa primo solvit ventrem sua mordicatione stimulante et in fine stringit sua sicca stypticitate. — Barba hircina est fortior medicinarum ad ulcera intestinorum. — Bedegaris radix confert solutioni antiquae. — Balaustia stringit et ulceribus confert. — Bitumen judaicum cum aqua hordei clysterizatum confert dysenteriae. — Coagulum leporis stringit secundum Aristotelem III° de animalibus. — Caseus vetus ablutus in aqua deinde coctus in aqua bene, deinde tostus stringit fortius omni re. (Avicenna III de cura communi fluxus ventris) unde in II° dicit, quod caseus assatus prohibet solutionem et confert ulceribus intestinorum et ego intelligo hoc quando est praeparatus modo supradicto. — Citrum: ejus acetositas retinet solutionem colericam sed caro facit coleram. — Camphora confert fluxui colerico sua frigiditate temperando coleram. — Coriandrum: ejus semen assatum stringit et ipsum coriandrum secundum Avic. III cap. de fluxu lubricativo est fortis impressionis in retinendo cibum in stomacho. — Carnis vaccinae jus cum aceto et coriandro sicco confert solutioni colericae. — Coagulum leporis stringit statim (Avic. III de cura communi fluxus ventris; idem dicit Aristoteles III° de animalibus). — Carnes avium assatae stringunt et proprie alkubugi. — Ciconium stringit et proprie ante cibum. — Cornu cervi adustum et ablutum confert dysenteriae. — Caudae equinae succus stringit exsiccando. — Denidar i. e. juniperus stringit. — Endivia silvestris comesta cum aceto stringit. — Fabae cum corticibus suis coctae in aceto conferunt dysenteriae; idem Isaac in dietis. — Ferrum: vinum in quo ferrum extinguitur confert dysenteriae antiquae. — Glans confert dysenteriae, ulceribus et fluxui sanguinis. — Gallae pulverizatae conferunt ulceribus intestinorum et fluxui antiquo. — Granatum: farina granorum ejus confert solutioni colericae et confortat stomachum; idem dicit Hali. — Jusquiamus abscindit fluxum sanguinis. — Karabe confert fluxui ventris. — Lepus: ejus sanguis fluxui confert dysenteriae et proprie quae fit ex stomachi debilitate. — Litium bibitum et superpositum confert dysenteriae quae fit ex stomachi debilitate. — Lutum armenicum confert ulceribus intestinorum et fluxui sanguinis. — Lutum sigillatum confert rasurae intestinorum. — Lingua bovis confert ulceribus intestinorum. — Lingua agni stringit ventrem proprie ejus semen. Idem facit semen lapacii secundum Hali. — Lac coctum fluxum retinet et maxime cum tantundem aquae mixtum, deinde coctum ad consumptionem aquae. — Lac ebutyratum confert solutioni colericae tum quia frigidum tum quia stypticum. — Lac in quo extinguitur ferrum aut lapis stringit ventrem et quanto plus extinguitur tanto melius. — Linum: ejus aqua stringit fluxum colericum. — Myrobalani indi et kebuli adusti stringunt. — Myrobalani citri sanant fluxum ulcerosum multotiens infrigidando et stypticum faciendo (Avic. III de cura fluxus ulcerosi). — Maru i. e. marrubium confortat intestina et semen ejus adustum confert dysenteriae. — Mora Celsi immatura stringit; idem facit mora rubi secundum Hali. — Marmacora i. e. aristolochia rotunda confortat intestina. — Majorana confert dolori pungitivo. — Myrrha sumpta ad quantitatem unius fabae confert solutioni, ulceribus et rasurae intestinorum. — Mastix stringit quia ponticum secundum Hali. — Mel si invenerit cibum praeparatum ad transitum stringit ventrem. — Morum desiccatum stringit ventrem vehementer. — Nux frixa stringit. — Opium confert dysenteriae colericae et infrigidat. — Ova cocta in aceto conferunt solutioni ventris et super prunas; similiter assata cum succo agrestae. — Olibanum retinet fluxum ventris cum sanguine. — Ordeum: ejus farina retinet ventrem. — Psylium frixum dr. 2 cum ol. ros. stringit ventrem et confert dysenteriae. — Portulaca clysterizata confert solutioni colericae. — Pyra desiccata stringunt. — Pentafylon: radix ejus confert solutioni ventris ex ulcere, — Poma acetosa et proprie pontica stringunt. — Persica immatura stringit ventrem. — Panis azymus et panis in patella coctus et panis antiquus stringunt. — Ruta stringit consumendo humiditatem fluentem et dolorem sedat. — Rubus stringit et folia quia ponticum. — Reubarbarum confert dysenteriae quia ponticum. — Rosa stringit et maxime quia sicca. — Squinantum stringit proprie asininum. — Semen lini frixum stringit. — Sanguis draconis confert dysenteriae quia infrigidat, desiccat et constringit. — Sanguis caprae cum melle bibitus confert dysenteriae et secundum Hali datus in ovo sorbili confert. — Sandaraca i. e. auripigmentum est bona antiquae solutioni. — Sumac stringit. — Sicla elixata prima aqua ablata stringit. — Spica stringit prohibendo cursum humorum ad intestina. — Succus salicis stringit et maxime in causa calida. — Sanguis leporis frixus confert dysenteriae et apostemati intestinorum et solutioni antiquae. — Thamariscus confert antiquae solutioni. — Talk bibitum confert dysenteriae. — Tuthia[118]) confert ulceribus ani. — Vitis: succus foliorum ejus confert dysenteriae et doloribus ani ex causa calida. — Virga pastoris stringit sanando ulcera intestinorum. — Uva passa confert dolori intestinorum. — Xyloaloës stringit et confert solutioni melancholicae. — De medicinis ventrem solventibus dicemus postea. — Notandum autem quod fluxus ventris fit ex multis causis, ut dicamus causas generales magis, aut ex debilitate et laxitate intestinorum continentium aut ex lubricitate materiei contentae aut ex materia mordicante sicut ex humore colerico. — Contra primum valent pontica constringentia, contra secundum valent exsiccantia. Contra tertium valent frigida acuitatem reprimentia. Pontica sunt aut frigida aut calida. Frigida tria operantur, quia constringunt, desiccant et infrigidant ut sunt balaustia, galla, acacia, rosa non recens, gummi arab., lutum sigill., lutum armen., hypoquist., spodium assatum, camphora, fructus thamarisci, grana granatorum, sumac, berberis, reubarb., semen acetosae, coriandrum, fructus mori, lac acetosum, in quo penitus butyrum non est. Ista ponit Avic. l. III cap. de cura communi fluxus ventris. His addere potes ciconium, pyra immatura, persica immatura, succum foliorum salicis, succum foliorum vitis, sanguinem draconis et aliqua alia supraposita. Pontica autem calida faciunt duas operationes scil. stringunt intestina et desiccant materiam facientem fluere ut sunt ciminum, ameos, anisum assatum, thus, myrrha, storax, ladanum (Avic. III, capitulo dicto); addantur aliqua supradicta quae sunt calida et sicca sicut ruta, squinantum, spica, lignum aloës et similia. Ex his fiant syrupi, electuaria et emplastrata convenientia. —

Nunc videamus medicinas solventes ventrem, interficientes et educentes vermes:

Absinthium solvit coleram et interficit vermes cum solutione et educit. — Asarum confert in purgatione ventris. — Ammoniacum interficit vermes et educit. — Aristolochia solvit humores flegmaticos et colericos et confert stomacho. —

Apii montani radix solvit. — Azul[68]) solvit melancholiam et quodlibet grossum sanguinem admixtum. — Aloë solvit flegma et coleram et non ablutum fortius quam ablutum. — Agaricus solvit grossos humores flegmaticos colericos et melancholicos. — Agaricus ex proprietate attrahit flegma a stomacho et purgat flegma et confortat stomachum. — Blattae byzantiae cum aceto commovent ventrem. — Be(r)en: aureus unus facit vomere fortiter et solvit. — Baurac vermes educit interfectos bibitum et linitum et interficit eos ventre linito eo. — Butyrum lenit et multum sumptum solvit. — Cerebrum lenit ventrem. — Cepae aqua lenit ventrem. — Caseus recens lenit ventrem. — Casei aqua educit coleram abstergendo. — Coloquinthida educit flegma proprie ex juncturis et nervis et solvit coleram. — Capparis educit grossos humores. — Caulium semen cum aqua lupinorum vermes interficit. — Caro pinguis lenit naturam. — Ciconium post cibum solvit. — Calamentum silvestre solvit ventrem sufficienter et interficit vermes. — Calamentum montanum educit coleram nigram. — Cordumen confert vermibus. — Cartamum educit flegma, adustum cum melle et ficubus solvit aquam. — Cucurbita cum melle et sale solvit ventrem vel lenit. — Cucumer lenit ventrem. — Cucumer asininus solutione educit sanguinem. — Cassia fistula lenit et educit coleram adustam in flegma sine nocumento ita quod potest dari praegnantibus. — Cortex fraxini cum aqua frigida bibitus expellit flegma. — Emblicus lenit ventrem absque labore et solvit flegma et melancholiam. — Epithima solvit melancholiam fortiter et flegma. — Euforbium educit flegma ab hanchis et dorso. — Elleborus educit flegma a toto corpore. — Ferri scoria aquam solvit. — Furfuris sorbitio lenit ventrem et movet ea ad expulsionem quae in eo sunt. — Fumus terrae materiam lenit. — Ficus humida solvit parum. — Jus galli veteris cum polypodio et aniso confert colicae valde et solvit melancholiam et cum cartamo flegma. — Hasce educit flegma sine impedimento. — Hermodactylus solvit ventrem. — Ireos educit aquam, flegma et coleram. — Semen coti lenit ventrem. — Fessire i. e. vitis alba: succus ejus solvit flegma. — Lapis armenus solvit melancholiam fortius quam lapis lazuli. — Aqua casei educit coleram adustam et cum epithimo melancholiam. — Lupinus extrahit vermes et similiter ascarides bibitus et linitus. — Myrabolani citrini solvunt coleram et parum flegmatis et nigri solvunt melancholiam, kebuli melancholiam et flegma. — Nux cypressi vermes interficit et educit. — Nasturtium educit vermes. — Nenufari syrupus lenit ventrem. — Nigella interficit vermes. — Oleum de urtica et de croco leniunt ventrem. — Polypodium educit melancholiam sine punctione et flegma et aquositatem. — Pruna dulcia humida leniunt ventrem et educunt coleram. — Polium solvit ventrem et confert ascaridibus valde. — Porri succus solvit sanguinem. — Pedes solvunt propter suam viscositatem. — Venter ejusdem piscis lenit ventrem propter ejus indigestionem. — Penidii leniunt ventrem. — Piper multum solvit ventrem. — Persicorum folia emplastrata interficiunt vermes. — Persica matura leniunt ventrem. — Rosa recens solvit ventrem. — Semen squillae stricte tritum comestum lenit ventrem. — Sarcocolla educit flegma grossum ex hanchis et juncturis. — Sticados educit flegma et melancholiam. — Spinarchia lenit ventrem. — Sal omne lenit naturam. — Scamonea educit coleram fortiter. — Sebesten lenit ventrem. — Tri[119]) lenit ventrem. — Tamarindi educunt coleram. — Theremabin educit coleram sua proprietate. — Turbith educit flegma plurimum. — Uva recens movet ventrem et inflat. — Ireos educit aquam citrinam. — Ysopus educit flegma et vermes proprie cum cordumeni et ireos. — Zuccarum solvit ventrem. — Ista interficiunt vermes: prassium, cordumeni, sticados, asa, lupinus, cassia, costus, epithimum, ciminum, camepithos, centaurea, pulegium, allium, semen foen., myrtus, origanum, absinthium, semen caulis, radix enulae exsiccata, ciminum assatum, abrotanum, anisum, semen apii, nasturtium et nigella quae sunt fortia, semen atriplicis mortificat et educit, succus frondium persicae potatus (secundum Isaac), nux cypressi, polium confert ascaridibus valde et breviter omnis medicina amara calida interficit vermes. —

De medicinis provocantibus menstrua et urinam.

Nunc videamus in hac areola de medicinis provocantibus menstrua et urinam, quia in his communicant et primo dicemus de medicinis ea constringentibus secundum ordinem alphabeti. — Anisum provocat utrumque et matricem mundificat fortiter. — Absinthium utrumque provocat, mundificat fortiter superpositum cum hydromelle. — Ammoniacum utrumque provocat vehementer ita quod aliquando facit mingere sanguinem et foetum ejicit mortuum. — Acorus utrumque provocat. — Aristolochia utrumque provocat et cum myrrha et pipere mundificat matricem parturientis, menstrua provocat et extrahit foetum. — Asa utrumque provocat. — Apium utrumque provocat et est malum praegnanti. — Azul[68]) provocat menstrua sufficienter. — Amygdala amara provocat urinam et renes mundificat et secundum Ras. III. Alm. sedat ardorem urinae et maxime recens propter aquositatem secundum Isaac in dietis. — Abrotanum utrumque provocat et foetum ejicit. — Allium utrumque provocat et extrahit secundinam etiam superpositum. — Altheae radix confert difficultati urinae. — Affodillus utrumque provocat. — Agaricus utrumque provocat et datur aureus unus, valet praefocationi matricis. — Bethfagen i. e. capillus Veneris utrumque provocat et frangit lapidem. — Blattae byzantiae suffumigatae excitant mulierem praefocatam ex matrice. — Balsamus utrumque provocat et vaporatum exsiccat matricem, secundinam et embryonem extrahit calefaciendo et aperiendo os matricis. — Coagulum suppositum post purgationem menstruorum juvat ad impraegnandum et proprie camelinum et hoc est forte valde coagulum leporis et est expertum. — Camomilla utrumque provocat et educit secundinam et embryonem. — Cepe: aqua ejus provocat menstrua. — Castorei dr. 2 bibiti cum melle et mentastro post flebotomiam saphenae provocat menstrua sine nocumento, extrahit foetum et secundinam. — Cinnamomum utrumque provocat et aborsum facit. — Crocus urinam provocat, matrici durae confert. — Coloquintida supposita interficit foetum. — Cicer et maxime niger extrahit foetum et urinam provocat. — Cubebae urinam provocant mundificando. — Ciminum urinam provocat. — Capparis menstrua provocat. — Caulis: succus ejus suppositus interficit foetum et semen ejus suppositum post coitum sperma corrumpit. — Cyperum utrumque provocat et confert vesicae debili et matrici frigidae valde. — Cypressus cum vino confert difficultati mingendi. — Cassia lignea utrumque provocat et vaporatum confert matrici lubricae. — Calamentum urinam provocat et proprie cum aceto, aqua et sale. — Cordumeni confert difficultati urinae et dolori renum et ejus fumus interficit foetum. — Calamus aromaticus utrumque provocat et proprie cum sinapi. — Costus utrumque provocat et suffumigatus interficit foetum. — Cucumer urinam provocat. — Cucumer asininus utrumque provocat et suppositus interficit foetum. — Cantharis: ejus modicum provocat urinam valde, vesicam ulcerat quia materias acutas ad eam declinare facit. — Daucus utrumque provocat. — Eruca silvestris abundare facit urinam. — Ericius facit urinae difficultatem. — Enula utrumque provocat et proprie radix ejus syrupata. — Ematites confert difficultati utriusque cum vino. — Foenugraecum utrumque provocat, matricem mollificat cum adipe anatis. — Folium urinam provocat vehementer. — Fessire i. e. vitis alba: aureus radicis ejus interficit foetum. — Gentiana: utrumque provocat, supposita aborsum facit. — Granum pini abstergit vehementer vesicam et renes confortando et urinam provocando. — Galbanum provocat menstrua fortiter, extrahit foetum, aborsum facit suppositum urinam provocat. — Sanguis menstruus suppositus impraegnationem prohibet ut dicitur. — Hasce utrumque provocat. — Hamel utrumque provocat. — Helbus i. e. nechia provocat urinam vehementer ita quod facit mingere sanguinem. — Hirundo utrumque provocat. — Ireos menstr. prov. et cum melle suppositum aborsum facit. — Hypericon utrumque prov.; idem dicit Hali II. de regali dispositione. — Isopus confert utrique frigido. — Jujube confert vesicae et renibus. — Kamedreos utrumque prov. et foetum extrahit. — Ladanum urinam provocat, quia stringit ventrem. — Lilium: radix ejus cum ol. rosar. cocta confert matrici et non est ei par. — Idem facit oleum irinum. — Liquiritia confert ardori urinae. — Lupinus menstr. prov. et mixta cum ruta et pipere extrahit foetum et urinam prov. — Linus: ejus succus urinam prov. et ardori urinae confert. — Majorana utrumque prov. et confert praefocationi. — Myrrha cum aqua rutae et absinthii et lupinorum supposita aut clysterizata extrahit foetum et menstr. prov. — Muscus hederae in aqua decoctionis ejus urinam prov. — Nux muscata ur. prov. — Nasturtium prov. mens. et ejicit foetum. — Narcissus confert dolori utriusque, foetum ejicit et oleum ejus os matricis aperit. — Nemen i. e. zinziberum utrumque prov. et foetum extrahit. — Nigella utrumque provocat. — Origanum utrumque prov. — Opoponacum cum calida aqua utrumque prov. et suppositum aborsum facit. — Furfur ordei ur. prov. — Prunorum damascenorum aqua prov.

menstr. — Polium utrumque prov. valde. — Porrum utrumque. Puniperus i. e. cypressus utrumque. — Piper utrumque et suppositum foetum corrumpit. — Paeonia utrumque. — Pulegium prov. menstr. secundum Hali de regali dispositione. — Ruta utrumque. — Rubea utrumque provoc. vehementer et extrahit foetum. — Squilla urinam prov. vehementer et menstrua et aborsum facit. — Storax menstr. provocat quia aperit. — Sparagus utrumque prov. et confert difficultati impraegnationis. — Spuma maris urinam prov. — Staphisagria mundat vesicam data cum rectificantibus. — Siseleos utrumque provocat et partum facit facilem. — Serapinum provoc. menstr. et interficit foetum. — Thimum pr. menstr. Idem dicit Hali. — Usnee p. m. — Valeriana urinam prov. secundum Hali. — Zizania cum farina ordei, myrrha, thure, croco mixta, si ex hoc matrix suffumigata fuerit aperitur et est causa concipiendi secundum Isaac in dietis. — Et notandum quod ista provocant menstrua secundum Avic. III cap. de cura hujus: calamentum, savina (fortiter), pulegium (fortiter), valeriana, cordumeni, hierapigra, serapinum, opoponacum, castoreum, enula, rubea, samsucus, faseoli; item omnia aperitiva provocantia urinam conferunt. —

Medicinae restringentes menstrua.

Sciendum, quod omnes medicinae quae stringunt ventrem stringunt menstrua; sed sunt quaedam propriae ipsa respicientes et sunt illae quae sequuntur: Acetosa (stringit menstrua sua proprietate); aqua, in qua extinguitur ferrum; balaustia; faex vini veteris non adusta emplastrata super pectinem; jusquiamus; lutum armenum; mastix; cortex nucis frixa et ejus cinis; nenufar; olibanum; grana pini; stercus caprarum cum lana suppositum; spica habet proprietatem in retinendo superfluum fluxum a matrice, et solatrum fluxum abscindit; scoria ferri abscindit fluxum et prohibet impraegnationem; thamariscus juvat ad fluxum matricis quando bibitur; talli i. e. stella terrae retinet fluxum matricis quando bibitur et proprie ablutum; virga pastoris retinet fluxum sanguinis ex matrice. — Et nota secundum Avic. III, cap. de cura hujusmodi, quod lithargyrum, dragagantum, balaustia, terra sigillata, bolus armenus, antimonium, acacia, thus, alumen jamenum stringit menstrua. Quaere plus infra de fluxu sanguinis et vulneribus. —

Hae sunt medicinae valentes ad lapidem:

Acetosae radix frangit lapidem. — Apium montanum fr. l. — Amygdalae amarae oleum fr. l. — Ameos extrahit fractum lapidem. — Abrotanum fr. l. — Althea mundificat (245: mollificat) et proprie semen. — Bdellium confert lapidi renum. — Caseus generat lapidem et proprie recens (245: humidus). — Ciceris nigri decoctio fr. l. — Ciminum silvestre cum oleo et farina fabarum fr. l. — Cinis radicis caulium fr. l. — Cyperum fr. l. et extrahit et proprie ejus semen. — Camepitheos fr. l. — Capillus Veneris fr. l. — Ebenus fr. l. renum. — Foeniculus fr. l. et proprie silvestris. — Lapis judaicus extrahit lap. renum. — Lapis vesicae fr. l. — Laurus fr. lap. — Nigella fr. l. — Pentafilon fr. l. — Polium fr. l. — Pini gumma extrahit lap. vesicae. — Scordeon fr. l. — Squinanthum fr. l. — Spongiae lapis fr. l. in vesica. — Sanguis hirci praeparatus debito modo frangit potenter. — Spongia maris fr. l. — Serapinum extrahit lap. — Tribulus fr. l.; idem Hali II° de regali. — Urina porci fr. l. — Vitrum adustum tritum confert valde. — Vitis aqua currens ex ea si cum lacrima bibita cum vino solvit lapidem utrumque secundum Hali II° de regali et secundum Avic. III de cura lapidis renum. — Sanguis leporis fr. l. — Pili leporis combusti fr. l. — Pulvis hirundinis fr. l. — Testa ovi cum pullus noviter nascitur fr. lap. — Pulvis vespertilionis fr. l. — Cinis vitis albae fr. l. — Cinis caulis orientalis fr. l. — Cinis scorpionis fr. l. et proprie in vesica et ejus oleum super pectinem frixum similiter. — 'Lapis inventus in ventre porci habet proprietatem ad lapidem. — Vinum colatum per cineres virgae pastoris valet ad hoc valde. — Juniperus fr. l. renum et vesicae. — Stercus muris bibitum cum thure et aqua mellis fr. l. — Istae medicinae quae sequuntur conferunt: radix costi, radix rubi, bdellium, cicer nigrum et proprie aqua ejus, semen altheae, radix tribuli, radix ysopi, squilla, acetum, oxymel squilliticum, apium montanum, calamentum, absinthium, cassia. radix citrulli, xylobalsamum, carpobalsamum, opobalsamum, radix ejus est fortis valde, semen malvae, scolopendria, capillus Veneris, raphanus, apium, radix ejus, semen caulis, virga pastoris, romana, thimum, pentafilon, camepitheos, polium, radix sparagi, semen cyperi, semen raphani, scordeon. —

Medicinae coitui conferentes et nocentes:

Et primo notandum quod ad coitum tria requiruntur: 1^m^ est calor stimulans qui ab epate ortum habet, 2^m^ ventus spiritualis virgam erigens et hic a corde ortum habet 3^m^ materia replens et haec descendit ab omnibus membris. — Quaedam ergo medicinae juvant quia sunt calidae, quaedam quia sunt ventosae, quaedam quia sunt humidae addentes in materiam, quaedam quia omnia ista habent. Quaedam nocent extinguendo caliditatem, quaedam exsiccando humiditatem, quaedam dissolvendo vel consumendo ventositatem et sunt quaedam quae ex parte una juvant et ex parte alia nocumentum afferunt sicut postea videbitur. — Anisum est nocitivum coitus quia tamen (?) siccum impedit exsiccando. — Asarum confert quia augmentum facit in spermate. — Anas confert quia sperma multiplicat. — Asa coitum fortificat. — Apium excitat; idem Ras. III Al. quia aperit. — Allium confert; idem Ras. III Al. quia calefacit, tamen aliquando nocet proprie quando materia spermatis est pauca quia vehementer exsiccat. — Bulbus i. e. cepe excitat; idem Ras. III. Al. — Bauciae conferunt tum quia calidae tum quia ventosae (Ras. III Al.). — Basilicon impedit coitum exsiccando. — Crocus excitat coitum. — Cicer addit in coitum vehementer. — Cartamum confert. — Camphora abscindit coitum. — Caulis semen suppositum post coitum corrumpit sperma. — Coriandrum frangit coitum exsiccando. — Ferrum: aqua in qua ferrum extinguitur excitat coitum quia epar confortat. — Ferreae aquae splenem resolvunt et non coire valentibus adjuvant. — Grana pini facit augmentum in coitu ut plurimum quia humida. — Hermodactylus cum zinzibere mentastro et cimino āā pulverizato augmentat coitum. — Lactucae semen sperma exsiccat. — Melissa confert quia inflat. — Nenufar desiderium coitus frangit. — Nux cypressi coitum augmentat. — Ova omnia et proprie passerum conferunt quia addunt in materiam. — Panis omnis recens coctus dum est calidus addit in coitu. — Piscis aquae recens comestus dum est calidus confert addendo in materiam. — Porrum comestum (coctum) et suppositum confert (commovet coitum). — Portulaca abscindit desiderium coitus. — Scincus et proprie caro cumini et renum excitat multum, idem facit sal ejus (et ejus adeps excitat coitum). — Semen lini cum pipere et melle commovet coitum. — Sparagus confert (augmentat sperma). Idem Ras. III Al., quia est humidus et inflat. — Serapinum augmentat coitum. — Solatrum abscindit coitum. — Semen canabi abscindit sperma. — Secacul[120]) excitat appetitum coitus. — Satirion quamvis sit frigidum tamen movet ad coitum quia humidum et inflativum secundum Hali. — Testiculus vulpis (i. e. satirion) cum vino stat loco scinci in coitu. — Testiculus canis humidus augmentum facit in coitu. — Urtica et proprie semen ejus excitat (cum vino coitum). — Zinziber excitat. — Ista nocent: agnus castus vaporatus et bibitus nocet quia desiccat sperma, basilicon nocet exsiccando secundum Ras. III Alm. —; camphora abscindit coitum infrigidando et exsiccando. — Caulis semen suppositum post coitum sperma corrumpit. — Coriandrum nocet exsiccando, lactuca infrigidando, nenufar infrigidando, portulaca infrigidando, ruta exsiccando, solatrum infrigidando, semen canabi exsiccando. —

Nunc videamus medicinas nervorum juvantes et nocentes nervis et juncturis, et primo juvantes:

Acacia confert juncturis mollificatis exsiccando et constringendo. — Asarum confert juncturis. — Ammoniacum cum melle et oleo resolvit juncturarum duritiem. — Anacardus confert nervis frigidis mollificatis; idem dicit Hali II° de regali; item confert lethargiae. — Agnus castus emplastratus confert torsioni. — Acarus confert spasmo et contorsioni et secundum Avic. III confert nervis. — Alcanna confert nervis et juncturis. — Ammonium bibitum confert podagrae. — Asa confert nervis et proprie cum pipere et ruta sicca et secundum Avic. III juvat vehementer linita et bibita. — Apium confert sciaticae. — Aqua marina, sulfurea, aluminosa et similes conferunt nervis. — Aloë confert doloribus juncturarum evacuando flegma et coleram. — Abrotanum confert dolori antiquo juncturarum et contusioni. — Anetum confert dolori nervorum. — Adeps cervi confert spasmo. — Allium clysterizatum confert sciaticae evacuando coleram. — Althea cum adipe anseris confert sciaticae et tremori. — Agaricum confert nervis mundificans superfluitates sua proprietate, vide Avic. III cap. de aegritudinibus nervorum in fine et principio. — Agaricum conservat nervos calefaciendo et mundificando. — Been nervos calefacit. — Bedegar confert spasmo resolvendo. — Balsamus confert spasmo et sciaticae calefaciendo et resolvendo. — Baurac in cerotis [245: cum aceto] confert paralysi [et torsioni nervorum: 245] et proprie adustum. — Bdellium confert duritiei nervorum et congelationi et secundum Hali in II^0 de regali si teratur cum saliva jejuni hominis et membra inde liniantur resolvit ventositatem a membris. — Citrum: oleum factum ex cortice citri confert nervis. — Camomilla confortat omnia membra nervosa et confert valde lassitudini quia sua qualitas est caliditati animali similis. — Castoreum confert nervis calefaciendo et consumendo. Item Avic. III. — Caseus vetus cum oleo et aqua pedum porcorum salitorum emplastratus est valde magni juvamenti duritiei juncturarum extrahendo sine impedimento. — Cinamomum: oleum ejus est mirabile in tremore. — Coloquinthida confert doloribus nervorum et juncturarum evacuando flegma. — Cicer confert dolori dorsi. — Capparis confert paralysi constringendo quia stypticum et si ex ejus succo fiat clystere confert valde sciaticae. — Caulis confert tremori. — Cyperum confert nervis. — Cassia lignea confortat nervos. — Carachi[121]) i. e. lumbrici terrae contriti positi super vulnera nervorum et dimissi per 3 dies conferunt valde secundum Hali. — Condisi sufflatum in naribus confert in paralysi quia caput purgat. — Cypressus confortat nervos constringendo. — Calamentum emplastratum confert sciaticae calefaciendo extrahendo ex profundo et confert nervis sua incisione. — Cordumeni confert paralysi et sciaticae ex flegmate. — Centaurea minor confert nervis et sciaticae. — Costus confert nervis et sciaticae emplastratus. — Croci hortensis semen positum in clysteribus confortat nervos secundum Avic. III cap. de stupore. — Denidar i. e. juniperus confert paralysi ultimae neque est eo aliquid melius. — Emblicus confert nervis valde evacuando et confortando. — Epithimum confert spasmo. — Euforbium: oleum ejus confert paralysi valde. — Ericii terreni caro salita confert paralysi et nervis. — Enula confert dolori juncturarum. — Elleborus evacuat materiam paralysis et juncturarum omnibus aliis fortius. — Erugo ferri cum vino emplastrata podagrae et maxime colericae infrigidando et consumendo confert. — Ficus aqua, cinis ligni ejus effusa confert nervis dolorosis. — Fessire i. e. vitis alba bibita et linita confert paralyticis. — Faex olei olivarum, faex olei de lilio conferunt aegritudini frigidae nervorum (Avic. III). — Gentiana est bona nervis laesis ex casu et percussione. — Gallus: jus antiqui galli cum polypodio, aneto et sale confert nervis evacuando flegma et calefaciendo. — Galbanum confert spasmo. — Hasce confert nervis debilibus. — Hermodactylus superpositus podagrae sedat statim et est tyriaca omnibus juncturis proprie dum materia fluit membra confortando, et data in potu evacuat materiam podagrae et prohibet fluxum materiei ad juncturas. — Ireos confert spasmo. — (H)ypericon coctum cum vino et bibitum confert sciaticae. — Kamepitheos confert sciaticae. — Kamedreos confert spasmo et contusioni. — Lepus: cerebrum leporis confert tremori. — Lutum sigillatum confortat membra nervosa et prohibet fluxum materiei ad nervos laesos. — Luf i. e. serpentaria: radix ejus cum stercore vaccino confert podagrae et contusioni emplastratum. — Lilium est bonum incisioni nervorum. — Lupinus emplastratus confert sciaticae. — Laurus confert doloribus omnibus nervorum. — Marcassita resolvit quia aggregatur in lacertis. — Majoranae oleum confert paralysi. — Mummia est bona paralysi, juncturis dislocatis, percussioni et torturae quia subtiliat et resolvit. — Nucis oleum confert spasmo et paralysi; idem facit laurinum balsamum et de alcanna secundum Hali. — Nux cum melle et ruta confert torsioni nervorum. — Nasturtium confert omni mollificationi nervorum. — Opium cum vitello ovi assato linitum confert podagrae dolorem sedando. — Ova conferunt omnibus doloribus juncturarum. — Origanum confert dolori anchae. — Opoponacum confert nervis et juncturis humidis. — Ostracum emplastratum sedat omnem dolorem juncturarum. — Ordeum cum ciconio et aceto prohibet fluxum ad juncturas. — Oleum ex costo est vehementis juvamenti et proprietatis nervis frigidis (Avic. III). — Pisces: clystere decoctionis piscium salitorum confert dolori hanchae valde purgando flegma. — Pyrethrum confert nervis mollificatis. — Piper calefacit nervos neque in hoc est ei par. — Pini grana confortant nervos. — Paeonia confert podagrae. — Ruta confert paralysi et juncturis emplastrata. — Rubea confert paralysi et sciaticae. — Raphanus est bonus dolori juncturarum valde. — Reubarbarum bibitum et linitum confert casui et percussioni valde. — Rana: jus ejus effusum confert apostemati cordae. — Squilla confert nervis aegris. — Squinantum confert spasmo et lacertis. — Sticados confert nervis et juncturis; idem Avic. III, et syrupus ejus est res juvativa aegritudinibus frigidis nervorum. — Scincus confert nervis frigidis. — Semen lini cum cera et melle prohibet spasmum. — Stercus vaccarum est bonum sciaticae. — Sambucus: oleum ejus confert nervis frigidis. — Sulphur cum nitro et sale linitum confert podagrae. — Sizeleos confert dolori dorsi. — Serapinum confert paralysi et dolori ancharum, si ex eo fiat clystere. — Sizaminum est bonum duritiei nervorum. — Turbit confert aegritudini nervorum evacuando flegma. — Usnee confert duritiei juncturarum. — Urina et proprie caprarum confert doloribus nervorum. — Xiloaloës confortat nervos. —

Res nocentes nervis:

Argentum vivum, ejus vapor generat paralysim et tremorem; acetum nocet nervis; acetositas citri nocet; comestio multa acetosorum generat dolorem nervorum; lac est malum nervis proprie in habentibus aegritudines frigidas; nix nocet nervis quia coartat materiam interius; opoponacum est malum nervis sanis; pisces recentes mollificant nervos; assiduatio comestionis pomorum generat dolorem nervorum; squilla nocet nervis sanis; alia nocentia invenies in taquino[116]) Rasis capitulo de paralysi. Et nota secundum Avic. l. III cap. 1 de paralysi, quod acorus, castoreum, grana pini magna, cerebrum leporis assatum, sticados, excercitium temperatum, olea calida confortant nervos. — Item nota quod ren contritus cum sua pinguedine super membrum spasmatum positum donec siccetur et saepe renovatus est ex curis mirabilibus (Avic. III cap. isto); item ibidem: balneùm siccum factum ex lapidibus juvat eos magnifice. Item emplastrum bonum ibidem: Rp. storacem liquidam, euforbium, castor., ceram citrinam, liquefiant simul addendo oleum de lilio et haec conveniunt etiam paralysi; item fricare membra cum radice lilii confert quia rubificat et consumit (Avic. cap. de paralysi). — Item ibidem: ponere super locum ventosas stricti orificii sine scarificatione confert post evacuationem quia calefacit. Item ibidem: emplastrum de farina lilii cum melle aut emplastrum de sinapi cum melle aut emplastrum de gumma rutae silvestris cum nitro et sulphure confert. Item ibidem: suffumigare condisi in naribus confert valde. — Item vinum paucum antiquum post principium morbi confert valde in omnibus aegritudinibus nervorum. Item nota ordinem in cura paralysis: 1°) materia digeratur 2°) evacuetur una vice aut pluribus secundum virtutem patientis 3°) fiant gargarismata aut sternutationes 4°) fiant fricationes et inunctiones 5°) stupha et balnea 6°) dentur electuaria et pulveres ad nervorum confortationem et materiae residuae consumptionem. — Fiat ergo syrupus Rp.: sem. foen., petros., dauci āā, salviae, calamenti, origani, lavendulae, primulae veris, betonicae, sileris montanae, sanamundae, sticados utriusque, abrotani, juniperi āā manip. 1, parum zinziberis, pyrethri, costi, nigellae, piperis nigri et longi, ozimi[121a]), rutae siccae, basiliconis, majoranae, aristol. rot., baccae lauri, sinapis, gentianae āā dr. 2, pistentur, coquantur, fac syrupum cum melle q. s. et si vis adde acetum squilliticum parum. Digesta materia detur medicina: Rp. hierapigrae, pilularum cochiarum āā dr. 2, acuantur cum diagridio ad pondus unius oboli et esulam ad pondus unius denarii, dentur in vespere secundum vires patientis. Aut si vis dare lenem medicinam Rp.: turbit, agarici āā dr. 2, pulpae coloquinth. dr. 1, senae, polypodii āā manip. $^1/_2$, aneti, masticis, bdellii āā dr. 1, fiat syrupus cum melle et dentur de tertio in tertium duo cochlearia cum aqua calida plus vel minus secundum virtutem patientis; item dare pilularum cochiarum dr. $1^1/_2$ saepe est expertum; item dare aliquando aquam decoctionis galli veteris cum polypodio et aniso confert et dum materia digeritur et post evacuationem fiant clysteria Rp.: salviae, lavendulae, primulae veris, mentastri, calamenti, juniperi, absinthii, sinapis, sanamundae, squillae, polypodii cum aliquibus remollitivis, coque et cola, adde quod pulpa una coloqu. jaceat in oxymel diuret. ℔ 1 per 3 dies, postea coletur et quarta pars illius librae addatur clysteri secundo cum oleo costino et pauco sale. Tertio fiant gargarismata caputpurgantia cum decoctione sinapis, pyrethri, radicis capparis, staphisagriae, origani, acori, ysopi, calamenti cum aceto squillitico. Sternutationes fiant: Rp. pyrethri partt. 2, oleandri, condisi partt. 3, origani, aristolochiae longae, sanguinis draconis āā part. $^1/_2$, fac pulverem subtilem et suffla in nares, et si vis, adde sansucum, auriculam muris quae habent unam proprietatem secundum Serapionem. — Fricatio fiat partis postremae capitis. Post hoc inungatur cum isto unguento: Rp. acori, castorei, sticados, asae, anacardi, costi, cerebri, leporis assati, cassiae ligneae, centaureae minoris cum pauco pulvere, pulveriza, confice cum oleo costino, adipe lupi et vulpis cum cera rubea. Item emplastrum ex storace liquida, castoreo, euforbio cum oleo de lilio et cera rubea confert. Post hoc fiat piria aut stupha de lapidibus ignitis, utatur diacimino, diacalamento et si necesse fuerit ista cura saepius iteretur: quaere plus in taquino[116]) Rasis. —

Dicto de medicinis singularibus respicientibus morbos simplices membrorum dicamus de medicinis respicientibus morbos communes.

Et notandum quod tripliciter dicitur morbus communis: uno modo quia omnia membra simul afficit ut febris, secundo modo quia omnem morbum in se continet consimilem et officialem et communem et sub isto scabies, pruritus et similia continentur, ut apostema. Tertio dicitur communis quia in omnibus membris potest fieri ut ulcera et vulnera. De primo dictum est in taquino; de secundo videamus. Et circa hoc sunt 4 medicinae: 1°) repercussiva et haec competit in principio et in principio augmenti; — 2°) maturativa et haec competit in fine augmenti et statu; 3°) resolutiva et haec competit in declinatione; 4ª) est doloris sedativa et haec potest competere in omni tempore. — Primo dicamus de repercussivis, quarum proprietas est materiam ad locum venientem repellere et etiam aliqua quae fluxa est et hoc facit sua ponticitate et frigiditate. Nota quod hae medicinae repercussivae quae sequuntur conferunt apostematibus calidis. —

Hae sunt medicinae repercussivae:

Acacia cum albumine ovi confert infrigidando. — Amenberberis i. e. berberis infrigidando, vincit enim coleram valde. — Alamoth i. e. plumbum nigrum si ex eo fiat pistellum in mortario, et confricentur simul cum aliquo oleo frigido confert. — Alcanna est bona quia frigida et sicca. — Afodillus cum farina ordei confert apostemati calido in principio. — Acetum prohibet eventum apostematis calidi. — Camomilla confert mollificando et modicum resolvendo et sedat dolorem. — Camphora quia frigida. — Cordumeni cum cerussa, aceto et ol. ros., quia frig., stypt. et sedativum. — Ciconium, unde valet formicae. — Cassia fistula cum aqua solatri confert apostemati calido et proprie gutturis leniendo et infrigidando. — Cubeze i. e. malva agrestis confert infrigidando sine mordicatione leniendo et aliquantulum resolvendo. — Furfur cum aceto forti confert in principio apostematis calidi. — Glans confert quia fr. et stypt. — (H)olus jamenum et est herba similis atriplici emplastrata confert quia fr. et hu. in 2°. — (H)arundinis folia humida conferunt quia fr. — Jusquiamus confert infrigidando et dolorem sedando sua stupefactione. — Jabort i. e. radix mandragorae confert quia fr., unde cum aceto erysipelae. — Lac confert quia lenitivum. — Lingua agni confert infrigidando et repercutiendo. — Lilii folia cum semine trita cum vino emplastrata super erysipelam confert valde et tamen hoc est mirum cum sit cal. in 2°; sed credo hoc esse quia habet proprietatem dolorem sedandi et removet putrefactionem. — Lactuca confert et est bona erysipelae. — Linus confert sua frigiditate, unde est bonus erysipelae. — Muscum aquae confert sua frigiditate, unde confert erysipelae et formicae. — Nenufar confert sua frigiditate. — Olibanum cum chimolea et ol. ros. confert apostematibus mammillarum. — Opium confert quia frig. — Ordeum fractum confert quia frig. — Psyllium cum aceto confert quia fr., stypt. — Portulaca confert quia frig., hum, stypt. — Poma: eorum folia conferunt quia frig. et hum. — Rosa, quia frig. confortans. — Rubus, folia ejus quia frig. — Squinantum confert quia stypt. et proprie flos ejus. — Solatrum cum ol. ros. confert quia frig. — Usnee et est cortex tenuis confert quia frig. — Viola quia fr. et hu. et proprie cum ol. ros. — Virga pastoris confert flegmoni, erysipelae et apostematibus ulceratis, quia stypt. cum quadam acuitate. — Quaere plus de istis supra de medicina constrictiva. —

Secundo videamus medicinas maturantes apostemata:

Anetum maturat apostemata frigida maxime anetum humidum sedando leniendo. — Adeps porci cal. — Althea maxime apostemata sanguinea. — Butyrum recens cum resolutione et mollificatione. — Butyrum non recens maturat apostemata corporum mollium proprie pueri et mulierum et proprie in radice auris. — Coloquinthidis folia maturant cum resolutione. — Caulis maturat flegmones et duritias. — Crotonia i. e. faex olei maturat et calefacit. — Foenugraecum maturat apostemata tendentia ad duritiem et resolvit dum tamen non sit inflammata; digerit enim et lenit. — Gumma albothim i. e. terebinthina maturat apostemata flegmatica aperiendo leniendo abstergendo cum quadam stypticitate qua confortat membra. — Ireos elixata lenificat durities, grossa apostemata et scrophulas quia digerit et aperit. — Ysopus humida i. e. sordities lanae ovium maturat quia ca. et hu. — Lubue i. e. storax liquida confert duris apostematibus quia maturativa et lenitiva valde, calefacit enim et resolvit. — Mum i. e. sordities alvearis apum maturat, non tamen multum, resolvit enim propter naturam mellis. — Medulla ossis maturat dura apostemata, proprie vituli et cervi. — Pix liquida lenit dura apostemata, abstergit enim cum maturatione quia est ca. et hu. — Linus: ejus semen lenit apostemata proprie calida, maturat enim cum abstersione, frixum cum stypticitate, non frixum cum lenificatione. — Sanguis leporis ca. maturat apostemata calida. — Sicla maturat. — Quaere plus supra de operibus communibus, ubi agitur de medicina maturativa, et ibi ponitur proprietas medicinae maturantis. —

Tertio videamus quae sint medicinae conferentes apostematibus resolvendo:

Anisum est aperitivum, resolutivum cum stypticitate et sedatione doloris leniendo sine mordicatione. — Ammoniacum exsiccando, leniendo sine mordicatione. — Alcanna carminat, aperit, resolvit, exsiccat cum stypticitate sine nocumento unde in materia pauca est bona in principio quia est fr. et sicc. — Apium resolvit apostemata flegmatica. — Abrotanum resolvit flegmatica proprie cocta cum cic(h)oniis. — Anetum siccum resolvit flegmatica. — Affodillus resolvit flegmatica abstergendo. — Agaricum confert omnibus frigidis, quia resolvit, incidit grossos humores et aperit opilationes cum stypticitate. — Been resolvit aperiendo cum abstersione. — Bdellium cum saliva jejuni confert frigidis apostematibus. — Cerussa de plumbo quae fit cum aceto confert duris apostematibus lenificando, subtiliando, incidendo. — Crocus resolvit cum stypticitate et maturatione. — Ciminum cum oleo et farina fabarum confert apostematibus testiculorum. Idem dicit Avic. II° de fabis, quod fabae cum vino idem faciunt. — Capparis resolvit, aperit, abstergit, incidit, subtiliat et mundificat unde aufert scrophulas. — Coriandrum resolvit scrophulas; quamvis enim sit frigidum habet tamen caliditatem superficialem penetrantem. — Cassia resolvit apostemata calida et fr. — Calamus aromaticus resolvit cum stypticitate. — Castanea. cum adipe et fortiter salita confert duris apostematibus resolvendo et abstergendo. — Olibanum confert resolvendo; lenit enim et carminat et abstrahit, unde aufert scrophulas. — Ysopus sicca cum vino et melle resolvit apostemata dura. — Marcassita cum gumma pini confert duris apostematibus. — Mummia confert apostematibus flegmaticis subtiliando et resolvendo. — Myrrha confert apostematibus flegmaticis resolvendo aperiendo exsiccando absque mordicatione. — Nasturtium cum aqua et sale resolvit flegmatica apostemata. — Ordeum cum pice et colophonia confert apostematibus frigidis duris. — Squinantum confert apostematibus frigidis quia digerit, lenit et aperit cum sedatione doloris. — Spongia maris confert exsiccando. — Sicla confert resolvendo et maturando. — Spica resolvit quia calida aperitiva. — Sizaminum confert in apostematibus calidis. — Sinapis resolvit omne apostema. —

De quarto sc. de sedando dolorem,

quia omnes pinguedines et maxime anatis dolorem sedant, item omnia frigida narcotica, item frangentia acuitatem, item multa maturantia, et de omnibus istis habes supra de operibus communibus simplicium medicinarum.

De medicinis conferentibus scabiei et pruritui:

Quoniam sub apostematibus scabies et pruritus continentur, idcirco de medicinis his conferentibus videamus, et primo videamus causas generales scabiei et pruritus et est triplex: fit enim aut propter expulsivae debilitatem et hoc fit in senibus, qua non curantur; fit etiam in convalescentibus et haec curatur; aut fit propter ciborum maliciam et hoc fit in eis qui utuntur cibis malis ut salsis, acutis, acetosis et dulcibus; aut fit propter digestionis imbecillitatem et haec fit quia cibus indigestus putrefit. — Igitur materia evacuetur mala cum decoctione epithimi, myrobal. citr., fumo terrae, sene, polypod. absinth., rosa, endivia, qua evacuata redeamus ad abstergentia et secundum quod materia est magis profundata tanto utere fortioribus abstersivis, et si minus, debilibus utere scilicet lavativis et mundificativis. Haec est theorica sumpta ab Avicenna l. IV. — Argentum vivum cum ol. ros. confert; cave tantum argentum vivum a membris nobilibus secundum Avic. l. IV f. 7 tr. 3 cap. „medicamen facile bonum". — Attramenta omnia conferunt scabiei humidae. — Arsenicum cum adipe et oleo confert scabiei humidae abstergendo cum quadam adustione. — Asa cum aceto et pipere confert humidae[122]), quia resolvit. — Acedo cum aceto confert scabiei ulcerosae. — Apium silvestre confert scabiei, unde Avic. IV capitulo isto dicit quod multum est bonum in scabie sicca, unde Serapion l. IV cap. isto dicit quod apium recens confert valde ad pruritum, unde si apium cum sale pistetur et in panno lineo ligentur et exinde membra in balneo fricentur confert. — Aqua sulphurea confert abstergendo et resolvendo. Abrotanum adustum confert abstergendo, subtiliando, aperiendo cum sua terreitate et confert alopeciae. — Adeps ursi et anseris confert alopeciae. — Allii cinis cum melle confert scabiei et impetigini. — Argenti scoria confert valde. — Auri limatura confert alopeciae. — Citri acetositas conf. impetigini. — Crocus cum aceto conf. impetigini. — Calida aqua valet scabiei evacuando materiam. — Celidonia posita cum evacuativis juvat sua proprietate (Avic. IV f. 7 tr. 3 cap. de cura quod incipit „cura communis"). — Caro ranae adusta confert alopeciae. — Caro vaccina generat cancrum, scabiem et impetiginem. — Calamentum montanum si ex eo membra in balneo fricentur, confert. — Cordumeni cum aceto linitum confert scabiei et impetigini. — Epithimum cum aqua casei confert bibitum quia evacuat materiam scabiei (Avic. IV, vide de hoc capitulo „medicamen bonum"). — Ericii cinis adustus cum pice mixtus confert alopeciae. — Eruca, oleum de semine ejus si ex eo scabies fricetur ad solem vel ad ignem est ultimum (Avic. l. IV f. 7 tr. 3 cap. quod incipit „de cura communi Rp.: myrobal.", in fine; item rp. apii oleandri, aneti, faecis vini, pistentur simul et infundantur oleo erucae; est enim valde bonum, si inde locus pruriginosus fricetur. — Eupatorium confert alopeciae et tineae quia subtiliativum valde abstergendo sine attractione; item quia stypticus et repercussivus et confortat; item succus ejus cum fumo terrae et oxymelle potatus confert scabiei et pruritui. — Fel cum myrrha et gumma pini et chimolea confert scabiei ulcerosae. — Fumus terrae bibitus confert pruritui et scabiei quia mundificans. — Galla cum aceto aufert impetiginem abstergendo. — Lac: aqua ejus cum myrobal. et epithimo confert, quia aqua educit coleram adustam. — Epithimum melancholiam adustam et myrobalan. citri mundificant sanguinis acuitatem facientem pruritum. — Lupinus confert abstergendo cum radice almezereon, niger removet scabiem animalium. — Mastix: decoctio foliorum ejus confert scabiei abstergendo, resolvendo. — Mus: stercus ejus adustum cum cepe confert alopeciae maxime. — Oleum de costo removet scabiem et pruritum velociter, extrahit enim ex profundo. — Oleum olivarum: faex ejus cum camoleunta confert scabiei et bestiarum. — Oleander est fortis in removendo scabiem (Avic. IV, ubi de hoc capitulo „medicamen bonum valde"). — Sal confert scabiei et similibus, quia exsiccat et resolvit cum abstersione. — Scamonea cum aceto valet scabiei abstergendo. — Sinapis confert scabiei et impetigini. — Sandalus: si corpus epithimetur cum eo in balneo liberabitur a pruritu (Ras. III Al.). — Urina hominis proprie antiqua confert pruritui, quia abstergit; confert etiam albarras praecipue cum nitro et aqua acetosae. — Vitis proprie silvestris: lacrima cadens ex ea cum igne inflammatur est bona scabiei. — Ventosae in utrisque cruribus positae conferunt scabiei foedae (Avic. IV ubi de hoc „medicamen bonum" in fine), et causa est quia sanguinem mundificat secundum Avic. l. I cap. de ventosis. —

Dicto de uno morbo communi ut de apostemate, videamus de alio morbo communi scil. de vulneribus.

Et primo videamus medicinas sanguinem restringentes, 2°) medicinas apostemata fieri prohibentes, 3°) medicinas mundificantes 4°) medicinas carnem additam auferentes 5°) medicinas consolidantes sive carnem generantes 6°) medicinas adustioni ignis conferentes.

De primo dictum est supra de operibus communibus in areola de medicinis stypticis et de medicinis constringentibus sanguinem.

Sunt autem quaedam quas ponit Serapion V° capitulo de cura fluxus menstruorum proprie qui fluit ex apertione venarum aut arteriarum et scissura, sicut sunt rosae, lentes excorticatae, myrtus, solatrum, arnoglossa, sumac, virga pastoris, balaustia, cortex glandium, cotex granatorum, alumen, succus barbae hircinae bibitus decoctus suppositus et haec proprie conveniunt in fluxu sanguinis menstrui et ad hoc valet succus arnoglossae clysterizatus in matricem; facit enim stare ipsum statim (Serap.); idem dicit Gal. V⁰ megat. — Si autem fluat sanguis ex vulneribus tunc gallae adustae extinctae in aceto, chartae combustae, ostraca combusta, cornu cervinum combustum valent (Serap. ibidem); item secundum Gal. V⁰ megat.: si est fluxus sanguinis ex apertione tunc conferunt balaustia, hypoquistidos, sumac, acacia, galla viridis, cortex mali granati, terra sigillata, ematites, vinum ponticum, arnoglossa, extrema arborum ponticorum, myrtus, mespila. — Quando autem fluit ex corruptione, tunc proprie sunt thus, aloës, sanguis drac., corallus, karabe, myrrha, crocus, lithium, memithe, amylum, cerussa, merdasengi, acorus, colcotar., terra sigillata, bolus (Serap. V). —

Medicinae prohibentes vulnera apostemari:

araneae tela, bitumen judaicum, caseus recens et etiam salitus proprie cum foliis acetosae, lingua arietis, ejus folia constringunt, repercutiunt cum aquea humiditate, sumac suppositum percussioni prohibet eam apostemari quia constringit et confortat sua stypticitate. —

Medicinae mundificantes vulnera:

aristolochia longa, quia abstergit; aneti cinis, quia exsiccat; affodillus: radix ejus cum faece vini confert ad fraudulenta vulnera; balsamus quia exsiccat; cepe: ejus aqua abstergit sordida vulnera; cubebe confert exsiccando; cortex radicis capparis exsiccando sordida; costus exsiccat humida; cathimia auri mundificat sordes vulnerum; capilli adusti exsiccant sordida vulnera vehementer; ericii cinis mundificat sordida; ficus: aqua cineris igni ejus iterata mundificat ulcera corrosiva; gentiana et proprie succus ejus sanat vulnera corrosiva abstergendo et quia styptica consolidat. — Alcanna mundificat vulnera abstergendo (Avic. II super granum viride). — Ireos confert sordidis quoniam mundificat unde facit carnem nasci si pulverizetur super fistulas. Lutum armenum est mirabile in vulneribus; exsiccat enim ultime. Lac confert vulneribus intrinsecis lavando, mundificando, conglutinando. — Mel mundificat ulcera sordida profunda. Orobum cum melle mundificat abstergendo et exsiccando. Opium confert quia exsiccat. Tutia abluta confert quia exsiccat unde bona est ulceribus cancrosis. —

Medicinae carnem auferentes:

ammoniacum corrodendo; alumen cum tantundem faecis vini exsiccando; allium ulcerat cutem adurendo quia inflammat valde; cepe cum melle eradicat verrucas; corallus abscindit carnem additam quia exsiccat vehementer; calx viva corrodit carnem additam; cadimia auri et argenti confert quia carnem additam exsiccat sua terreitate; colcotar corrodit carnem additam adurendo et facit invenire escaram; ericii marini caro confert valde scrophulis abstergendo, resolvendo, exsiccando; item confert nodis parvis duris; ematites extenuat carnem additam quia ultime exsiccat et quia stypticum vehementer repercutit; flos aeris corrodit carnem additam; fel hircinum eradicat carnem malam; ficus: quaere super mundificantia; galla pulverizata confert carnem additam prohibendo humiditatem currere sua vehementi constrictione et abstergendo sua terreitate; aes non ablutum corrodit carnem additam et maxime viride ejus; sal corrodit carnem additam et proprie adustum quia exsiccat; sedengi i. e. ematites pulverizatus extenuat carnem additam, exsiccat enim ultime. —

Medicinae carnem generantes:

antimonium cum adipe et cerussa confert excoriationi; ammoniacum facit nasci carnem bonam; aristolochia longa proprie cum ireos quando adurantur confert vehementer (Avic. IV capitulo de medicinis quae consolidant et sigillant citra medium); est enim vehementis exsiccationis secundum Avic. IV capitulo de medicinis facientibus nasci carnem; amylum consolidat et sanat mundificando et sanguinem ingrossando et viscosum faciendo quare adhaeret facilius; aloës confert ulceribus difficilis curationis proprie ani, virgae, nasi et oris, quia exsiccat sine mordicatione; balaustia consolidat vulnera quia est glutinativa; barba hirci i. e.

hypoquistidos consolidat et proprie flos ejus quia styptica; calx abluta consolidat; centaurea secundum Mesuë consolidat vulnera et proprie pulvis ejus et vinum decoctionis ejus quia abstergit cum exsiccatione; cyperum consolidat vulnera quae sunt difficilis consolidationis putrida et corrosa et proprie cum oleo grani alcadra; cypressi folia recentia consolidant vulnera in membris duris; cadimia auri consolidat et generat carnem; idem facit cadimia argenti, denidar i. e. fraxinus; cortex ejus ligatus super vulnera et percussionem consolidat; est enim stypticum cum abstersione; aes ustum est melius omnibus medicinis consolidantibus secundum Gal. II simpl. med. cap. 4; glans: ejus folia trita pulverizata faciunt adhaerere plagas sua stypticitate; ladanum consolidat vulnera durae consolidationis sua stypticitate; gentiana: quaere super mundificantia; gramen facit cohaerere plagas sanguineas; ireos: quaere super mundificantia; linguae avis folia consolidant vulnera humida et carne replent, sunt enim constrictiva cum mundificatione; linguae arietis folia consolidant vulnera antiqua et recentia nec est eis melius; sunt enim sublimes in hac operatione universaliter quia exsiccant sine mordicatione, abstergunt cum apertione; quaere plus super prohibens apostemari et super calidum; lactuca asini aut aqua ejus confert posita in cerotis; mastix: succus foliorum generat carnem sua stypticitate et abstersione; merdesens i. e. plumbum ustum generat carnem; est enim stypticum constrictivum, exsiccativum, abstersivum cum glutinatione; myrrha consolidat et cooperit ossa nuda; olibanum consolidat valde et proprie vulnera recentia; ostracum purpureum adustum abstergit et consolidat et cum sale valet adustioni ignis; pruna: ejus gumma consolidat sua conglutinatione; papyrus pulverizatus super vulnera recentia consolidat sua siccitate; pix generat carnem in vulneribus profundis et proprie cum melle et pulvere thuris quia mundificat cum exsiccatione; pyra silvestria exsiccata consolidant quia styptica; pinus: ejus cortex pulverizatus consolidat et folia ejus pulverizata faciunt cohaerere labia vulneris sua stypticitate plurima; porrum: ejus folia, cortices et succus et proprie ponticum consolidant; rubus: ejus radix consolidat, quia desiccans et styptica; sarcocolla consolidat et carnem cerat quia glutinat cum quadam resolutione; spongia maris cum aceto aut melle consolidat quia est fortis exsiccationis; sanguis draconis consolidat plagas recentes exsiccando et constringendo; usifur[123]) consolidat sua exsiccatione. Et notandum quod omne mordicans impedit carnis generationem sicut sal, abrotanum et similia. Pulvis faciens carnem nasci in vulneribus expertus: Rp. litharg., scoriae ferri, centaureae majoris, aloës cicotrini, thuris, masticis āā f. p., in vulnere ponatur; item alius in vulneribus calidis maxime et testiculorum: Rp. sandali, nenufaris, aloës, f. p. est enim de mirabilibus quae faciunt nasci carnem (Avic. IV cap. de medicinis quae consolidant et sigillant). — Item ibidem emplastrum mirabile: Rp. panni linei albi nitidi contriti cum oleo myrtino aut aliquo oleo pontico in quo est galbanum dissolvatur. Item medicamen carnem generans in vulneribus recentibus optimum et valde mirabile: Rp. olibani, sarcocollae, aloës, sanguinis drac., āā f. p. et vulneri superponatur; item ad idem optimum: Rp. litharg. unc. 1 coquatur in unc. 3 olei quousque dissolvatur, tunc adde olibani, sarcocollae, galbani, colophoniae, coque iterum cum praedicto oleo donec inspissetur et utere (Ras. VII Al. cap. de his quae carnem inducunt). —

Sequitur areola decorationis:

De qua sciendum est quod quaedam faciunt bonum colorem sumpta interius, quaedam apposita exterius et illa quae sunt sumpta interius faciunt bonum colorem aut quia faciunt sanguinem bonum subtilem sicut sunt ova sorbilia, jura bonarum carnium, vinum odoriferum et cibi bonae substantiae aut quia sanguinem spargunt et expellunt ad exteriora sicut ficus, piper, cyperum, gariofilus, crocus aut quia sanguinem mundificant ut tryphera minor, myrobalani, cuscutae, fumus terrae et similia. — Quae autem exterius posita faciunt bonum colorem diversimode: absinthium facit bonum colorem et removet vestigia sub oculo et alibi et grossitudinem palpebrarum.; acacia: quia prohibet cursum humoris ad locum et exsiccat; anas: ejus pinguedo cutem clarificat; acorus idem facit subtiliando aperiendo resolvendo, abstergendo sine mordicatione; aristolochia proprie rotunda idem facit; baurac facit bonum colorem quia attrahit sanguinem ad exteriora; crocus potatus facit bonum colorem humoris sua aequalitate conservando putrefactionem rectificando viscera confortando; cicer comestum facit bonum colorem quia generat bonum nutrimentum et linitum abstergit leniendo; ciminum cum ex eo lavatur facies efficit colorem bonum clarificando et similiter cum temperate comeditur resolvendo et exsiccando, sed ejus usus nimius citrinat faciem; calamentum coctum cum vino removet vestigia nigra et sanguinem sub oculo; calamus aromaticus facit hoc quia sanguinem mortuum resolvit; denidar i. e. fraxinus: humiditas capitum ejus facit hoc quia abstergit; faba cum cortice suo abstergit pannum in facie et lentigines et facit bonum colorem quia digerit, lenit sua viscositate, sed ardorem facit malum; ysopus sicca in potu sumpta efficit bonum colorem; myrobalani nigri colorem clarificant evacuando materiam facientem contrarium; mastix facit possidere pulchritudinem resolvendo, leniendo, abstergendo cum subtiliatione et liquefactione humoris peccantis; merdisens i. e. plumbum ustum efficit odorem corporis bonum et similiter assellarum abstergendo et exsiccando superflua; myrrha ubique in corpore facit odorem bonum prohibendo putrefactionem; nux muscata facit odorem bonum; ovum: si ex albumine ovi facies liniatur prohibet corrosionem coloris a sole et idem facit si ex albumine decocto et posito in alembico fiat aqua et ex illa aqua facies liniatur: ostracum: aqua decoctionis carnis ejus est experta si ex eo facies liniatur (Avic. IV f. 7 tr. 2 cap. 1); oleum de foenugraeco efficit bonum colorem quia digerit et lenit; squilla: ejus acetum et syrupus efficiunt bonum colorem quia superflua consumunt et corpus debile confortant; stercus columbarum efficit colorem rubeum; sambucus multum odoratus facit possidere rubedinem, quia subtiliat et facit movere humorem subtiliatum exterius; sal: usus ejus cum melle efficit bonum colorem; aufert enim putrefactionem et superflua consumit; xyloaloës: ejus masticatio facit odorem oris bonum. — Et sciendum quod si facies liniatur omni nocte cum sinapi alb., arsenico rubr. aut citro cum lacte distemperatis et in mane abluatur facies cum aqua decoctionis melonum, violarum siccarum, facit rubere faciem vehementer (Avic. III f. 7 tr. 2 cap. 1) si sumatur faex. Rases idem dicit in cxperimentis sed non ponit arsenicum citrin. et dicit quod fiat per 7 dies. —

Areola medicinarum conferentium panno, lentigini, vestigiis et sanguini mortuo:

amygdala amara mundificat, abstergit et aperit; argentum vivum: dr. 1 ipsius cum dr. 3 amygd. trita et molita molitione ultima ita ut non appareat vestigium argenti vivi sed sit tota molitio nigra, deinde projiciatur tantundem super eandem seminis melonis trito valde, si inde facies liniatur omni nocte per 7 dies et in mane lavetur cum aqua calida, non est ei par in mundificando supradicta (Avic. IV f. 7 tr. 2 cap. „interficiatur"); aqua maris confert sanguini mortuo ipsum resolvendo; amylum cum croco delet pannum leniendo et mundificando, aloës cum melle confert vestigiis percussionis, exsiccat enim; adeps asini valet ad vestigia cutis; acetum cum melle delet vestigia; been: ejus semen confert lentigini et panno abstergendo, mundificando et aperiendo; cicer confert lentigini abstergendo mundificando leniendo cum incisione; crocus hortulanus confert panno et morpheae maturando; casei aqua cum medicinis quae evacuant confert multum panno evacuando; cinnamomum linitum confert panno attenuando, subtiliando, aperiendo et rectificat putrefactionem; cinis cancri fluvialis confert panno abstergendo; costus confert panno abstergendo et extrahit humores ex profundo; eruca cum felle vaccino confert vestigiis ulcerum et cum melle confert lentigini; frumentum mundificat faciem, unde confert panno cum aceto mixtum; galbanum mundificat lentigines abstergendo; sal urinae infantium assumptum in vase aeris aufert pannum; foenugraecum cum ol. ros. confert panno quia lenitivum cum viscositate; orobus confert morpheae, panno, lentigini et efficit colorem bonum abstergendo et in hoc crudum est melius; ireos cum aequali pondere ellebori purgat materiam panni; hoc facit etiam sola quoniam digerit, aperit, abstergit et mundificat; jabort i. e. radix mandragorae evellit lentigines et pannum; est enim fortiter exsiccativa; leporis sanguis mundificat pannum; luf i. e. serpentaria et proprie radix crispae cum melle confert quia abstergit et mundificat, unde vulnera rectificat; lilium: ejus radix confert quia mundat et abluit, est enim abstersiva et exsiccans aequaliter; lupini cocti in aqua pluv. quousque dissolvantur abstergunt, resolvunt sine mordicatione cum quadam stypticitate; majorana cum melle confert nigredini sanguinis aut viriditati proprie sub oculo, et aqua ejus removet albedinem remanentem post ventosas; mel cum costo est bonum linimentum panno et cum sale est bonum vestigiis percussionis; nux recens emplastrata aufert vestigia percussionis; nux muscata confert lentigini; oleum amygd. cum melle, radice lilii et cera liquefacta confert rugis, panno, vestigiis et similibus; ordeum confert panno et proprie epithima de eo calidum quia abstergit; raphanus confert panno cum melle et proprie semen ejus et omnibus vestigiis et similibus; staphisagria secundum Ras. in divisionibus delet pannum et vestigia quae similantur lentibus, sc. quae sunt intensiores, nigriores et deteriores; sarcocolla secundum Rasem in antidotario dissoluta cum aqua aut cum felle vaccino si exinde facies liniatur est ad pannum proprium et expertum; stercus lacertae abstergit pannum et est expertum; sambucus delet pannum subtiliando humiditates, et saliva hominis proprie jejuni et maxime calida abstergit pannum et similia, sinapis mundificat faciem et aufert vestigia sanguinis mortui, quia abstergit cum resolutione; testa cancri marini abstergit pannum et lentigines. — De ista materia nota, quod expulsio materiae ad faciem addit membra alia, quandoque fit a natura forti expellente, quandoque a natura stimulata, a materia corrupta et multa. In primo casu non debet medicus evacuare, cum natura sufficienter evacuet; in secundo casu fiat evacuatio cum solutione ventris purgando melancholiam secundum Ras. in divisionibus capitulo de lentiginibus et in hoc est forte multum epithimum; in casu utroque debet facies aut membrum liniri cum eis quae mundificant leniendo et si necesse est addere abstersiva, et haec sunt dicta supra in areola ista, tamen aggregemus aliqua specialia, quae cum fuerint leniendo mundificando cum aliqua abstersione: rp. ergo: amygd. dulc. et amar. mundatarum, farinae fabarum, farinae ciceris, farinae lupinorum, farinae ordei, risi, amidi, draganti albi, gi. arab. albi, radicis lilii coelestis, boracis, seminis raphani, seminis erucae, sinapis, terantur simul, confice cum aqua decoctionis violarum siccarum et foenugraeci, fiant torcelli parvi ad pondus dr. 2, exsicca in umbra et quando volueris, distempera vinum cum aqua decoctionis radicis lilii coelestis, inde facies epithimetur aut liniatur aut super locum ponatur in panno lineo in vespere; in mane auferatur et lavetur facies cum aqua fabarum. Et nota quod decoctio epithimi educit melancholiam, unde confert melancholiae, impetigini, scabiei morpheae et similibus: Rp. myrobal. indorum, sticados, epithimi āā dr. 10, polypodii, passularum enucleatarum, eupatorii āā dr. 5, sene dr. 7, turbit dr, 4, coquantur omnia praeter epithimum donec dissolvantur, deinde adde epithimum et decoctio compleatur, cola, da patienti secundum virtutem ipsius. Si vis facere fortius adde argentum et aloë; istud ponit Ras. in antidotario; item nota quod lentigines indigent medicina fortiori et medicina magis abstersiva quam pannus sec. Ras. in divis.; item quod habentibus lentigines accidit multotiens scissura labiorum propter siccitatem complexionis secundum Avic. l. IV f. 7 tr. 2 cap. de sanguine mortuo. Item nota quod sinapis cum aceto est ultimum in curatione impetiginis sec. Avic. l. IV f. 7 tr. 3 cap. de cura impetiginis per localia, quod incipit „de medicinis in principio". Item ibidem: spuma maris et pix sunt mirabilia; item ibidem: mel anacardi est ultimum; item ibidem: cinis alliorum, sulphur, gumma albothin i. e. terebintina, grana been cum aceto sunt fortia. —

Haec est areola medicinarum conferentium albarras, morpheae, verrucis et similibus:

anacardus, quia eradicat verrucas; aristol. rot., quia abstergit, aperit, subtiliat, et attenuat; acetosa cum vino confert albarras sua stypticitate et quadam resolutione et extinguit adustionem; aqua maris confert resolvendo; aqua sulfurea est bona morpheae et albarras; aqua furfurea confert verrucis pendentibus et est bona scabiei et impetigini si in ea fiat balneatio; allium: ejus cinis cum melle linitus valet morpheae quia resolvit; althea cum aceto valet morpheae mollificando et resolvendo et in hoc semen ejus est fortius; affodillus confert morpheae abstergendo resolvendo et proprie radix ejus; citrum: acetositas ejus confert albarras calidae; sua enim acetositas styptica frangit choleram et melancholiam et abstergit unde aufert pannum, et cortex ejus adustus est bonus albarras, si ex eo locus liniatur; cepe: semen ejus delet morpheam, abstergit enim et aperit fortiter et cum melle mixtum eradicat verrucas; coloquinthida fricata valet leprae et elephantiae resolvendo incidendo et attrahendo ex longinquo; cypressus: folia ejus delent morpheam resolvendo cum quadam stypticitate et in hoc est nux ejus fortior; denidar i. e. fraxinus: ejus cortex humidus cum aceto linitus abstergit albarras, est enim stypticum cum quadam acuitate; elleborus uterque cum aceto mixtus confert morpheae et barras, est enim fortis resolutionis; radix gentianae abstergit morpheam et proprie succus ejus, est enim aperitiva, subtiliativa, abstersiva cum quadam stypticitate; jabort i. e. radix mandragorae fricata per hebdomadam delet albarras, est enim fortis exsiccationis sine ulceratione et proprie humida et latus ejus evellit lentigines et pannum sine mordicatione; marcasita bene contrita et cum aceto mixta confert morpheae, albarras et lentigini, sed si non fiat bona contritio non apparet ejus juvamentum; nenuphar: radix ejus cum aqua superposita morpheae confert et proprie nigrum; est enim subtiliativa valde; ossa: calcaneus porci linitus super albarras confert ut dicitur; omnia enim ossa exsiccant cum resolutione; ostracum adustum confert morpheae abstergendo; pruna: ejus gumma cum aceto et melle confert impetigini subtiliando et incidendo; portulaca confert verrucis non sua qualitate sed sua proprietate; sanguis leporis superpositus morpheae confert similiter et panno; urina abstergit morpheam. Et sciendum quod albarras est passio in cute et carne usque ad os et est scabiositas cutis aspera et vehemens et faciens squamas sicut piscium cum pruritu, et sic propter humorem melancholiae imbibitur in cute et quod est juxta eam imbibitione forti ita quod non solum defendat colorem sicut facit melancholia faciens morpheam, sed corrumpit complexionem et virtutem assimilativam sua grossitie et vehementi penetratione et debilitat expulsionem quia materia figitur in membro et non expellitur et est antecedens lepram et antiqua non sanatur et haec sunt vera maxime de albarras nigra. Et nota quod morphea et albarras albae satis conveniunt in colore quia utraque est alba, differunt tamen quia in morphea alba sunt pili aliquando nigri, aliquando flavi, in albarras sunt semper albi; item in albarras est cutis magis depressa, quam cutis totius corporis, quod non fit in morphea nisi parum valde; item si pungatur locus morpheatus exit sanguis, in albarras exit humiditas aquosa; item in morphea locus morpheatus rubet per fricationem quod non fit in albarras. Item sciendum quod differt barras nigra a morphea nigra, quia in barras est excoriatio, squamositas et testositas, quod non est in morphea nigra. Et nota, quod in utraque sc. morphea et barras nigra quanto cutis mollior tanto lenior, quia signat corruptionis materiei diminutionem, in utraque alba quanto levior tanto deterior secundum Avic. IV, quia signat virtutis expulsivae debilitatem. — Istae passiones curantur cum flebotomia si sanguis abundat aut cum evacuatione melancholiae dicta in areola praecedenti et de evacuantibus sublimibus est aqua casei cum epithimo secundum Avic. IV capitulo isto; venter namque multis vicibus cum epitimo non est solvendus secundum Ras. V Alm. cap. isto. Item in granis nil i. e. in carthamo indo est proprietas in evacuando humorem residuum morpheae et barras secundum Avic. IV, granum enim nil educit humorem grossum et multum et flegma secundum Avic. II. Caveas pisces et omnia quae sunt facilis corruptionis; linire in balneo locum cum semine raphani et condisi est bonum, item bibere meridie succum extremitatis vitis albae exsiccat barras et prohibet augmentationem ejus; item comedere carnem viperae est juvativum valde.

Areola decorationis capillorum:

Ut melius sciamus quae medicina cui vitio capillorum competit, primo videamus quid est capillus et quae est causa paucitatis capillorum; hoc enim est vitium in quo magis curamus laborando. Capillus est secundum Avicennam vapor fumosus, coagulatus in poris cutis ortum habens super eos cujus materia est humiditas viscosa unctuosa. Ex hac diffinitione possunt cognosci causae paucitatis aut privationis pilorum aut casus eorum. Quia enim capillus est vapor fumosus, privatio hujus vaporis aut diminutio est causa privationis aut paucitatis pilorum et si assunt pili est causa casus eorum et diminutio istius vaporis fit propter defectum materiae ut in convalescente et ptisico, aut fit propter caloris elevati defectum et propter hanc causam cadunt pili in carceratis. Item aliquando est vapor fumosus, non tamen potest coagulari propter nimiam aqueitatem vincentem super complexionem totius corporis aut unius membri et propter hoc eunuchi et mulieres carent pilis in barba et pueri in corpore toto. — Item et quamvis sit fumus coagulabilis, non tamen potest penetrare in poris cutis propter eorum soliditatem et propter hoc ciatrices quae ex vulnere occultaverunt carent pilis; item ungues et cornua et similia, propter quod fit calvitium in complexionibus calidis adurentibus et solidantibus poros et hoc fit maxime in parte capitis anteriore et in senibus. Item et si fumus est coagulabilis et penetrans, non tamen retinetur propter vehementiam apertionis pororum et propter hoc in quibusdam hominibus maxime mollis carnis non nascitur barba usque in tempus longum, quia pori nondum sunt bene solidati propter quod fumum non retinent. Item et si fumus sit coagulabilis in poris penetrans et retentus, tamen cadunt pili propter malam qualitatem materiei corrodentis radices pilorum et propter hoc cadunt pili in alopecia, tinea et lepra, item et si omnes condiciones assint ad hoc, non sunt pili quia fumus qui est materia pilorum exiens per poros conteritur continue et consumitur et propter hoc non sunt pili in volis manuum et pedum. Cura universalis omnium istorum est quod ubi deficit fumus, detur cibus subtilis boni chymi, si deficit coagulatio propter aqueitatem etiam membra exsiccentur, si sunt pori solidi per fricationem aperiantur, si sunt pori aperti per medicinas stypticas claudantur; si est malicia materiei evacuetur eam attrahente. —

Istis visis videamus medicinas speciales respicientes capillos tingendo aut retinendo ipsos:

acacia capillos denigrat; avellana adusta idem facit; aqua foliorum nucis capillos prolongat; idem facit succus radicis ejus cum vino; arsenicum abradit sua corrosione; aloës cum vino prohibet casum sua stypticitate; àbrotanum facit nasci pilos in barba aperiendo et subtiliando; baurac pulverizatus super capillos attenuat eos; camphora: ejus usus facit canitiem sua frigiditate: emblicus mirabiliter capillos retinet, quia facit radices fortes sua stypticitate et extinguit caliditatem sanguinis fumum consumentis; aqua gallae i. e. lexivia facta ex ea capillos denigrat sua terreitate et retinet sua ponticitate; aes denigrat et consolidat, est enim adustivum et stypticum; lepus: venter ejus cum visceribus adustus ut pulvis tritus cum ol. ros. mixtus confert origini pilorum et proprie marinus cum adipe ursi, unde confert alopeciae generando pilos et tineae valde confert; litium indum rubificat attrahendo sanguinem et coleram sua subtilitate; ladanum facit nasci pilos quia attrahit bonam naturam et mundificat corrosionem et corrodit malam carnem; item prolongat sua caliditate viscosa; item conservat proprie cum oleo myrtino et vino; linus: oleum ejus vel succus vel decoctio confortat scil. radices, unde prohibet casum et prolongat pilos, item denigrat confortando et desiccando humiditates subitaneas; lupinus subtiliat capillos; myrrha cum oleo myrtino et ladano mixta confortat et inspissat sua stypticitate et adhaerentia; morus: aqua decoctionis ejus et foliorum vitis et fici denigrat sua frigiditate; nasturtium linitum et bibitum retinet capillos exsiccando materiam putridam corrumpentem capillos; oleum myrtinum conservat capillos et denigrat; oleum de olivis silvestribus conservat capillos et prohibet velocitatem canitiei; pix: emplastrum de ea facit nasci capillos in alopecia et attrahit sanguinem ad locum; rubus: decoctio stipitis ejus tingit capillos in nigredinem; raphanus cum farina lolii facit nasci pilos in alopecia; squilla facit nasci pilos in alopecia cum ex ea locus fricatur, quae extrahit sanguinem ad exteriora et superflua consumit; sanguis vespertilionum et ranarum viridium prohibet ortum pilorum, sed huic adhibeo parum fidei; sizaminum prolongat, proprie succus et removet furfures; vitrum cum oleo sambucino facit oriri pilos; volubilis abradit pilos proprie lac mannae, quia resolvit et exsiccat vaporem. Nota quod calx viva et arsenicum abradunt capillos et cum aloë mixta hoc faciunt. Et nota quod loco depilato si locus liniatur cum succo jusquiami, opio et aceto prohibent ortum pilorum; item corpus ranae lacualis exsiccatum tritum cum mucilagine psyllii aut succo jusquiami vel aceto idem facit; item oleum in quo coquitur lacerta aut liquiricius idem facit; item nota quod cura calvitiei est evacuare flegma saepe per ventrem, vomitum aut clystere; item sumat cibos qui generant sanguinem spissum laudabilem ut sunt frixa in patellis et assata. Caveat digestionis corruptionem et condimentum eorum fiat ex sinapi, pipere et sale et similibus, bibat vinum parum purum; caveant fructus, olera humida, lac, pisces, triticum coctum cum aqua, pultes, potum aquae plurimae, flebotomiam, ebrietatem superfluam, coitum plurimum, evulsionem capillorum, non tangat ipsum camphora, aqua ros., oleum vel aqua sambucina ablutione aquae dulcis quae quamvis conservat capillos tamen facit canitiem. Et scias quod sumere omni die myrobalanum kebulum cum vino tardat canitiem et conservat adolescentiam usque in finem vitae. Item Rp. myrobal. nigr. emblicorum āā part. 1, mellis anacardini 8^{am} partem unius, misce cum butyro cocto et melle, administra, est enim forte valde. Item Rp. zinzib., myrobal. keb., macropiperis āā commisce, administra; est enim expertum. Item si liniatur cum oleo de costo aut oleo de nigella sunt fortia valde. Ad hoc facit oleum sinapis. Contra furfures valet ablutio cum aqua siclae, foenugraeci, seminis melonis, farina ciceris, lupinorum, fabarum, seminis altheae, mucilagine cydoniorum, singularia aut commixta. Et scias quod de subtilibus et facilibus est ablutio cum aqua foliorum salicis humidorum, est enim ultima experta salva, fortia autem his sunt ablutio cum baurach, sulphure, felle tauri, pulpa coloquinth., sinapi, faece vini, staphisagria, decoctione eorum et similibus; ablutio autem cum urina camelorum arabicorum est vehementis juvamenti et tritum est forte. Item nota quod corticibus radicis salicis cum oleo est conservatio et confortatio mirabilis. Item Rp. cantharidis ablatis capitibus et pedibus exsicca in umbra tere quoque cum ol. viol., inunge membrum ex illo oleo, primo vesicabit, deinde nascentur; item idem facit mel anacardi; item sumatur ungula asini combusti cum oleo sizamino, est enim forte, si ex eo membrum liniatur; idem faciunt ova formicarum cum oleo been. —

Areola medicinarum interficientium pediculos:

aqua foliorum nucis interficit; argentum vivum extinctum cum ol. ros. idem facit; arsenicum cum myrrha aut cum oleo idem facit; aqua marina idem facit; alumen cum aqua idem facit tum quia prohibet cursum superfluitatum et effusionem earum tum quia cal. et sicca in 3°; allium montanum bibitum et linitum idem facit; ficus generat pediculos tum quia cito corrumpitur tum quia cito ducit superfluitates ad cutem; lupinus: decoctio ejus est bona fortis secundum Avic. capitulo isto; mel prohibet pediculos et lendines et superflua expellendo ex profundo et prohibendo putrefactionem; raphanus multiplicat pediculos, quia in ipsa est substantia quae est velox ad putrefactionem; oleum tamen ejus linitum est mirabile in cura pediculorum secundum Avic. IV capitulo isto; serpens: comestio ejus facit pediculos quia facit penetrare superflua ad cutem; staphisagria cum arsenico interficit quia acuta acris; sicula interficit quia salsa; thamariscus quia siccus; volubilis, lac ejus quia siccum. Et nota quod allia, calamentum bibita conferunt; item inunctio cum oleo de raphano est mirabilis; item elleborus, coloquinth., sinapis, baurac, argentum vivum extinctum cum oleo et aceto interficiunt breviter, salsa acuta amara exsiccantia interficiunt; quae autem sit materia pediculorum et quae sit cura specialis, invenies supra in taquino. Dictum est de medicinis simplicibus alterantibus. —

Nunc videamus de medicinis laxativis simplicibus adjungendo medicinas repellentes eorum maliciam et in hoc sequimur ordinem alphabeti ut supra:

Aloë

est succus herbae et ex eo melius est medium inter rubeum et citrinum, sed antiquum nigrum est malum. Habet 3 species:

cicotrinum, epaticum et cabalinum. Cicotrinum omnibus est melius; est enim cal. et sicc. in 2°, mundificat coleram et flegma in stomacho. Modus solvendi est talis: pilulae ipsius cum eis quae ipsum rectificant educit faecem tantum et cibum non corrumpit, confortat stomachum ita etiam quod emundat nocumenta aliarum medicinarum ut stomacho non noceant; quando abluitur, solvit minus et magis confortat, non ablutum e contrario, a longinquo non attrahit, hepar enim in attrahendo non pertransit secundum Avic., nisi de eo quantitas multa sumatur secundum Serap. et quando cum melle miscetur minus solvit, tardae est solutionis. Et secundum Avic. in III cap. de cura complexionis siccae in stomacho hiera in qua aloës est basis est medicina magis conferens humoribus colericis in stomacho et proprie cum decoctione absinthii, et dicit Joh. Mesuë, quod aloë in colore debet esse citrinum declinans ad rubedinem similis in colore epatis in quo sit claritas, in odore boni odoris proprii non extranei acquisiti per adulterium, in sapore dulce declive ad amaritudinem, in pondere leve et quanto est levius tanto est melius, in substantia tenerum et habile ad frangendum et quantum est ab his proprietatibus remotius tanto deterius. Complexio ejus est calida in 3°; ejus proprietas est exsiccare sine mordicatione, consumere superfluitates et praeservare a putredine. Aloë nocumenta habet multa: unum quia tardae est solutionis secundum Mesuë et alios, sed in hoc oportet ut ille qui eum(!) sumit, tarde cibetur secundum Mesuë et si scamonea ei admisceatur facit festinare ejus operationem secundum Avic. l. III. cap. de cura communi passionum capitis, et secundum Joh. Mesuë acquiritur ei facilitas operationis per admixtionem medicinarum subtilium acutarum ut sunt macis, nux muscat., zinziber, spica, calamus aromat., cubebe, squinantum, azarum, mastix et gariofil. — Secundum nocumentum est quod non attrahit a remotis sed vigoratur per admixtionem coloquinth. et turbit; tertium nocumentum est quod excoriat intestina et aperit orificia venarum et epati nocet et propter hoc admiscemus ei dragagantum, bdellium, masticem et rosas; dragantum enim glutinat quod aloë excoriat et bdellium et mastix confortant quod aloë aperit; rosae confortant epar quod aloë debilitat; mastix appositum confert stomacho debili. Et dicit Mesuë quod est conturbativum faciens dolorem ventris nocens stomacho, epati et solvendo laborem imprimit in stomacho et visceribus et aliquando virtus ejus remanet in eis et facit solutione exire sanguinem et est magis nocens emorroidibus et ano et debet rectificari per lubricantia et nihil est tam magnificum ex rectificantibus sicut bdellium et dragagantum et dicit: qui assiduat acceptionem ejus diebus continuis non vidi in corpore suo et instrumentis sensuum ejus aegritudinem quae non sit habilis sanari. Et sciendum quod si cum succo absinthii conficiatur in evacuando coleram confortatur et magis confortat stomachum et minus nocet epati secundum Gal. VII^0 megat. cap. 6. Si igitur velis reprimere ipsum, exempli gratia Rp. aloës unc. 1, bdellii, dragaganti āā unc. $^1/_2$, masticis dr. 1, pulverizentur et conspergantur cum succo absinthii et aqua ros., trochisci fiant ad pondus dr. 1; dosis praeparati est a dr. $1^1/_2$ usque ad dr. 2, sed cave ne des ipsum tempore frigido quia excoriat et solutione educit sanguinem et secundum Avic. II potest dari post cibum quia solvit et cibum non corrumpit; sed tamen detur in parva quantitate; si tamen detur in magna quantitate post cibum, error est secundum Serap. VII. —

Agaricus

secundum Mesuë est ex medicinis magni juvamenti et est duplex: scil. masculus et femina. Masculus est ligneus niger gravis durus densus habens nervos intus cum frangitur et est malus; femina est albus, levis, frangibilis porosus varus valde planas habens extremitates, cujus sapor est in principio dulcis et in fine sentitur amaritudo quia est compositus ex substantia aërea posita in superficie ex qua primo obviat gustui dulcedo et ex partibus terreis subtilibus dantibus ei stypticitatem cum quadam amaritudine; complexio sua est calida in 1^0, sicca in 2^0 et secundum Avic. II incidit, resolvit, subtiliat et aperit, unde dicit Mesuë quod est carminativus ventositatum grossarum et omnium opilationum aperitivus, secundum Avic. II educit solutione diversos humores grossos scil. flegma, melancholiam et choleram et adjuvat medicinas solutivas ut perveniant ad extrema corporis et secundum Serap. VII non ita solvit violenter sicut coloquinthida et stomacho non nocet, secundum Ras. VIII Al., non indiget repressivo neque solum conspergitur ejus pulvis cum syrupo acetoso. Dicit Mesuë quod vocatur medicina familiae, quoniam ad singularium passionum corporis commoditatem se habet et est quasi mater omnium aegritudinum, sed est mirabilis ad sodam antiquam, epilentiam et vertiginem. Dosis ejus est a dr. 1 usque ad 2 quando pro acumine ponitur, si autem in potione exhibeatur datur unc. $^1/_2$, unde dicit Ras., quod si dantur in juvenibus de eo dr. 4, valet colicae secundum Avic. III capitulo de cura colicae, quia est profundans se stans in visceribus. —

Aqua casei — vide infra Mesuë. — Absinthium vide inf. Mesuë. — Belliricis, been, baurac, vide in Ebn Mesuë.

Coloquinthida

fructus est arboris quam vocant fel terrae, quia interficit herbas vicinas unde vocant eam necem plantarum. Alba vehementer rara laxa et levis, cujus pars interior est pilosa, est melior et est femina, nigra et dura mala et masculus est cal. in 3°, sicca in 1°, sed secundum Mesuë est utrumque in 3°, incidit et resolvit, a remotis attrahit, educit flegma grossum a juncturis et nervis et solvit etiam coleram et quandoque ex sua vehementia solvit sanguinem secundum Avic. II; dicit quod solvit coleram non tamen quamlibet sed tantum illam quae est inviscata in flegmate, unde Ras. et Hali in II° suae practicae: expellit flegma vehementer et evacuat a cerebro coleram nigram et posita in clysteribus confert sciaticis et colicis et hoc experimento didici, et dicit Hali super tegni quod sub pede posita attrahit flegma a capite, nocet stomacho sed non multum nocet intestinis in tantum, quodsi in eis remaneat et aliquam humiditatem inveniat, adhaeret, inflatur et apostematur. Praeparatur autem sic: jaceat per noctem et diem prius contrita in hydromelle aut syrupo violarum, postea coletur et in umbra siccetur, deinde iterum teratur ad summum ita ut ejus minima pars sensum effugiat et tantundem de dragaganto ei admisceatur et infundantur cum oxymelle alio ab eo in quo jacuit secundum sententiam omnium auctorum; trocisci informentur ad pondus dr. unius. Dosis ejus sic praeparati major dr. $^1/_2$, minor autem quarta pars drachmae unius secundum Avic. II et Hali II de regali. Qui autem vult secure eam accipere auferat grana interius et pulpam repleat vino et dimittatur per diem et noctem, detur illud vinum ad potandum in mane, purgat enim bene sine molestia. Si autem magis festinare volueris pone pulpam ad ignem per noctem quasi et proprie snb cineres calidos; nam secundum

Alexandrum capitulo de diuturna epilentia provocat vomitum et purgat humores viscosos et est maximi juvamenti. —

Cartamum

est semen croci et est duplex: silvestre et domesticum. Domestico utimur quia est melius et hoc semen est album planum; plenum grossum, cujus medulla est unctuosa plena pinguis et cortex ejus est tenuis est melius. Complexio ejus est calida et sicca, purgat flegma secundum Hali et proprie adustum secundum Avic. et secundum Mesuë educit flegma et aquositates per vomitum et per ventrem unde confert colicae et hydropisi factis ex flegmate vel aquositate sumptum per os aut in clysteribus propter quod pectus et pulmonem mundificat ex his, quare vocem clarificat et usus ejus facit augmentum in spermate. Nocumenta ejus sunt: 1^{m}, quia nocet stomacho, unde facit fastidium; 2^{m}, quia caseat in mammilla lac; 3^{m}, quia est tardae solutionis et debilis; 4^{m}, quia dimittit in visceribus vestigia levitatis. Primum corrigit anisum et galanga; tardam solutionem festinat admixtio zinziberis et salis gemmae; et dicit Galenus: Rp. medullae, cartami, zinziberis āā, amygdalarum dulcium, penidiarum āā pars 1 coquatur cum melle et succo squillae; est enim mirabilis juvamenti in passionibus praedictis. —

Cassia fistula

est medicina in qua est fiducia juvamentorum absque nocumento. Illa, cujus arundo est grossa plena splendens et pulpa interior splendens et pinguis est eligenda. Complexio ejus in caliditate est temperata declivis ad humiditatem, sanguinem mundificat, acuitatem sedat, rubeam coleram refrigerat; secundum Joh. Mesuë solvit coleram adustam et flegma leniendo et leniter secundum Avicennam; sed Hali addit, quod ipsa attrahit ita quod aliquando educit humiditates mirabiles; si cum turbit detur educit fortius quam turbit; solum datur colericis, cum aqua solatri, jujubae, coriandri et squinanti. Dosis est unc. 1. Dicit Mesuë quod ipsa cum aqua casei est nobilis operationis et dicit, quod stomachum mundificat et educit flegma et coleram, nocet habentibus debilia viscera; sed hoc nocumentum removetur per admixtionem reubarbari aut myrobalanorum cum aqua decoctionis masticis vel spicae. —

Elleborus

est radix herbae et est duarum specierum, scil. niger et albus. Niger est incolumior quia albus minatur accidentia terroris, niger vero acquirit juvenescentiam et incolumitatem. Ille qui est medius inter grossum et subtilem, antiquum et recentem declivis ad levitatem carens asperitate sapore acutus linguam mordicans habens colorem asari est melior et eligendae parvae partes radicis. Secundum Mesuë et Avic. in 2⁰ est calidus, siccus in 2⁰, sed Hali et Serap. dicunt quod est in 3⁰; purgat coleram nigram maniae melancholiae morpheae (in regali dispositione), mundificat viscera valde et matricem et vesicam secundum Serap., evacuat coleram citrinam et grossam plus quam scamonea et etiam solvit coleram nigram cum facilitate ita quod dari potest habentibus febrem, non tamen difficilem et addit Mesuë quod sanguinem mundificat et est ex rebus solemnibus in mundificando cerebrum et instrumenta sensus, unde confert passionibus eorum et non debet dari nisi corporibus fortibus et carnosis, unde Isaac V⁰ febrium de cura quartanae: non detur elleborus nisi habentibus fortem virtutem, et dicit Mesuë: non convenit nisi corporibus robustis et carnosis tempore veris, Avicenna addit: et autumni; nocet stomacho et generat ventositatem. Sua malicia reprimitur sic: accipe radices parvas radicis magnae ipsius et si sunt virides melius est, si non pone eas in calida aqua quousque infundantur, postea accipe illarum radicum corticem, exsicca in umbra et pulveriza, deinde accipe ciminum, anisum, daucum, sal nitrum, de omnibus istis quantum de elleboro et admisce cum pulvere ellebori, fac trociscos cum succo caulium agrestium, da cum necesse fuerit. Dosis hujus sic praeparati est quarta pars drachmae unius usque ad dr. $^1/_2$; scamonea etiam admixta elleboro reprimit quandam ejus maliciam, quia remanentia ellebori in stomacho est periculosa. Scamonea autem facit festinare operationem; aliquando tamen datur in potu in mane secure multum. Accipe elleborum ita ut dictum est in aqua calida infusum et desiccatum ad pondus duarum tertiarum (et) drachmae unius et pone eum in oxymelle aut vino per diem et noctem, deinde remove elleborum et projice illud oxymel aut vinum in olla ubi est una pulla posita in aqua ita quod sint duae partes aquae et tertia vini aut oxymellis, coquatur illa pulla in illa commixtione et da illud jus ad sorbendum et laxabit sine horribilitate. Et sciendum quod si helleborus ponatur in radice vitis aut cerasi aut pruni faciet fructum laxativum secure sine molestia et hoc dico de utroque elleboro; sed tamen differt, quia elleborus niger magis provocat ventrem, albus autem vomitum secundum Gal. II simpl. med. cap. 4^0, item albus est minus calidus et siccus, tamen amarior, et albus est melior, quia est frangibilis linguam non mordicans, salivam attrahens, interficit mures mixtus cum melle aut farina aut pane et quando cum carne coquitur dissolvit eam. Praeparatur ut niger aut sic: Rp. ellebori albi ℔ $^1/_2$, aqua ℔ 4 in qua jaceat per 3 dies, postea extrahatur elleborus, aqua coquatur ad ignem usque ad tertiam partem, adde isti aquae zuccarum aut mel et fiat syrupus, detur ex eo cochlearium unum; hoc enim est securum secundum Avic. II. Item si vis ex eo facere vomitum facilem infige ipsum in raphano per 4 dies, deinde detur una rotula illius raphani; hoc enim est securum. Item nota quod elleborus albus est valde juvativus in aegritudinibus pectoris et securus sine timore. —

Euforbium

est gumma arboris excedens omnes gummas in calefactione, est enim calid. et sicc. in 3^0 secundum Hali, sed secundum Mesuë est in 4^0, eligitur frangibile habens colorem palearem[124]) clarum, quod est vehementis acredinis et odoris valde acuti recens super quod jam transit annus, nam ante annum est sicut venenum secundum Mesuë; solvit aquam citrinam et flegma a juncturis et nervis unde confert emigraneae, sciaticae secundum Hali, unde Serapion dicit VII^0, quod solvit flegma et aquam a juncturis. Idem dicit Avicenna et dicit Ras. VIII^0 Al., quod expellit humores spissos et aquam. Dicit Mesuë, quod solutione educit flegma grossum et viscosum a locis profundis corporis mundificans juncturarum vacuitates ab humoribus grossis difficilis radicationis, nec est ei res similis ad hoc et est ex rebus mundificantibus nervos consumentibus humiditates imbibitas in eis, unde si dissolvantur in oleo de been et ungatur cum eo locus, confert aegritudinibus nervorum frigidis sicut sunt paralysis, stupor, tortura, spasmus et est res mirabilis ad hoc. Nocumenta habet multa: unum est quod est adustivum propter sui acuitatem; item nocet cordi, epati et stomacho. Rectificatur autem sic: jaceat in oleo amygd. dulcium per diem et noctem aut in lacte pingui et dulci, postea pulverizetur non tamen subtilissime secundum Avic., sed teratur multum secundum Mesuë, deinde ei admisceatur tantundem de dragaganto et fiant pilulae cum muscilagine psyllii. Dicit Mesuë, quodsi coquatur in citro remotis granis cum ol. amygd. et acetositate citri et pomum citrinum in ista (245: pasta) involvatur dum decoquitur removet acumen ejus aut detur cum aqua mellis cum mastice et spica et dicit quod audaciam ejus expellunt medicinae lubricativae et extinctivae ut sunt aqua ordei cum ol. amygd. — Dosis ejus est 7ª pars drachmae scilicet aut ad pondus 6 granorum ordei et ad plus pondus oboli secundum Hali et Ras. et non debet dari colericis sed flegmaticis. —

Epithimum

herba est similis cuscutae, utimur in flore, stipite, semine; cretense rubeum acuti odoris secundum Hali est melius, calid. et sicc. in 3⁰ secundum Galenum, ut dicit Avicenna, sed secundum Hali et Mesuë est in 2⁰. Componitur ex partibus igneis, a quibus inest ei acritas, et terreis subtilibus, a quibus est ei quaedam stypticitas, quare est aperitivum opilationum et confortativum viscerum; non debet dari colericis quoniam conturbat et facit nauseam et sitim secundum Avic., educit melancholiam fortiter et flegma, et melancholia est adusta secundum Avic. II capitulo de lacte super membra expulsionis. Inde est qnod dicit Ras. in VIII⁰ Al., quod evacuat coleram nigram. Idem dicit Gal. II⁰ simpl. med., quare confert desipientibus, maniacis, combustis, senioribus. Dicit Mesuë, quod habet praerogativum super omnibus educendi melancholiam et secundum Paulum educit aliquid de flegmate, unde confert omnibus aegritudinibus capitis quarum materia est melancholica, et est medicina solemnis in lepra et vulneribus nigris et solvit quartanam. Idem dicit Avic. IV f. 7 tr. 2 cap. de cura albaras: ex evacuantibus sublimibus est aqua casei cum epithimo. Idem dicit Gal. XIV⁰ megat. cap. 4; item aqua decoctionis ejus cum melle est vehementis juvamenti in asmate secundum Avic. IV cap. de asmate; item mundificat sanguinem secundum Avic. IV cap. de cura venae mediae. Non indiget repressivo nisi propter suam acuitatem miscetur cum amygd. dulcibus, datur de eo in pulvere unc. $\frac{1}{2}$ secundum Ras., in decoctione dr. 7, secundum Mesuë datur de eo in pulvere a dr. 3 usque ad 7, in decoctione a dr. 5 usque ad 20. —

Esula

herba est et est similis tithymallo, habet enim lac in virgis et foliis si incidantur aut rumpantur; est autem ca. et sicc. in 2°, cutem adurit et proprie ejus lac purgat aquam citrinam et flegma, unde prodest artheticis, hydropicis et similibus. Nocumenta ejus sunt vomitum procurare et torsionem et conturbationem in stomacho generare. Reprimitur autem sic: accipe corticem radicis esulae et infunde in aceto forti antiquo per duos dies, deinde lava bis vel ter in aqua tepida, sicca in umbra, tere in mortario, non tamen ultime, ne adhaereat stomacho et intestinis, misceatur cum ea bdellium, anisum et masticis tantum de omnibus quantum de esula, forma trochiscos cum syrupo viol., detur sic ea praeparata tertia pars drachmae unius aut ad plus duae tertiae et iste modus est comedendi omnem speciem tithymalli et haec medicina appellatur a Hali in II° de regali dispositione jervam, ab Avicenna scebran. Et nota, quod melius quo omnia lacticinia reprimuntur est acetum secundum Avic. III cap. de cura alchitis[125]) versus medium et praecipue in quo jacuerunt cydonia vel aliqua alia pontica. Dicit Joh. Mesuë capitulo de mezereon, quod lacticinia debilitant et dissolvunt sua caliditate et propter hoc frigida pontica sunt convenientia, unde coriandrum frangit maliciam et acuitatem eorum, et in hoc aqua endiviae est mirabilis. Item myrobalani sunt in hoc sublimes, et si coquantur aut infundantur ciconia[88]) in aceto aut berberis reprimunt maliciam et si ex aceto infusionis esulae aut decoctionis ipsius fiat syrupus acetosus, invenietur expertum juvamentum. —

Fumus terrae

quem nominat Hali sataregum est herba frigida et sicca in 2°, tamen secundum Mesuë declinat parum ad caliditatem existentem in superficie propter quod est in ea amaritudo et acuitas pauca et ex hoc subtiliat, penetrat, aperit opilationes et materiam solvit et a substantia frigida inest ei stypticitas, aggregatio et confortatio, unde dicit idem quod est ex medicinis benedictis de numero pretiosarum medicinarum, est enim solutivum, confortativum, coadunativum partium laxarum et non est in eo nocumentum apparens et propter hoc recens amarus acutus est melior. Dicit Hali, quod est parum calidus, confortat stomachum, aperit opilationes epatis, naturam lenit secundum Avic., purgat coleram a stomacho leniter secundum Ras. in divisionibus et secundum Hali in II° practicae de regali dispositione, sed addit quod purgat superflua combusta et propter hoc dicit Mesuë quod educit faciliter coleram et humores adustos et extenditur vertus ejus ad venas et mundificat sanguinem et calefacit et est medicina solemnis in morbis generatis ex colera aut adusto humore, sicut sunt lepra, pruritus, scabies, impetigo et confert proprie calefactis et est medicina bona opilationum omnium. Datur de eo in pulvere ab unc. $^1/_2$ usque ad 1 et in decoctione ab unc. 3 usque ad 5 secundum Mesuë, sed secundum Avic. dantur dr. 10 usque ad ℔ $^1/_2$. Si timeatur ejus acuitas, quia datur calefactis, detur cum sero vaccino. —

Hermodactylus

est radix herbae montanae; ille qui est melior habet tres proprietates secundum Mesuë: 1ª, ut sit albus intus et extra; 2ª, ut sit grossus gravis; 3ª, ut sit durus mediocriter, rarus vero et laxus et levis est debilis, rubeus et niger sunt mali. Idem dicunt Avic. et Hali. Complexio ejus est cal. et sicc. secundum eos et dicit Mesuë quod est in principio 2ʲ. In ipso sunt tria mala: 1ᵐ est superflua humiditas; 2ᵐ est quod generat inflationem, ventositatem et nauseam; 3ᵐ quod est tardae et debilis solutionis. Primum corrigitur per admixtionem masticis, secundum per admixtionem zinziberis et piperis longi; tertium per admixtionem myrobalanorum, quia prohibent currere superfluitates ad stomachum et aggregant et confortant stomachum et faciunt citum descensum cum de se tarde descendant, secundum Mesuë educit humorem flegmaticum a juncturis, quare confert podagrae sciaticae secundum Hali et vult Avic. II cap. 4 in fine, quod confert dolori juncturarum, quia evacuat materiam et prohibet ne materia alia fluat. Dicit Mesuë quod hermodactylus educit flegma grossum a juncturis et est medicina magna artheticae et podagrae sumptus et cataplasmatus et proprie cum farina ordei et vitellis ovorum commixtus; usus ejus impinguat, augmentum efficit in spermate, abstergit sordes vulnerum in tantum quod consumit carnes putridas. Datur de eo ab aureo uno usque ad duos, conservatur per 3 annos, sed secundum Hali datur hexagium[126]) unum ad plus et ad minus exagium $^1/_2$, quando per se datur, sed cum medicinis aliis datur dr. 1. Et quoniam nocet stomacho miscetur cum eo tantundem de zinzibere et croco ad nocumenti repercussionem. Et quoniam secundum Ras. in libro de cura juncturarum destruit appetitum comedendi, admisceantur cum ipso anisum, zinziber, mastix ad stomachi confortationem. —

Lapis lazuli

est lapis habens in se maculas aureas, secundum Avic. cal. in 2^0, sicc. in 1^0, educit melancholiam et quidquid grossum est sanguini admixtum; dantur de eo drachmae 2 ad plus, et quoniam facit nauseam pulverizatur et cum aqua infunditur et aqua illa projicitur et alia apponitur et projicitur et sic deinceps totiens, quousque aqua clara exeat et iste est terminus suae ablutionis. —

Lapis armenus

secundum Mesuë loquentem auctoritate Alexandri habet praerogativam in educendo coleram nigram. Ejus operatio est incolumior elleboro nigro et virtuosior lapide lazuli, unde cum virtute mundificat cerebrum a melancholia, quare confert lentigini, maniae, melancholiae, dolori capitis, epilentiae, timori, leprae, cancro, morpheae nigrae et febribus melancholicis; cal. et sicc. est in principio 2^i, non lotus educit per vomitum et ventrem, lotus etiam educit per ventrem sine molestia, lavatur autem sicut lapis lazuli et dixit Alkindus: si lavatur cum aqua buglossae acquiritur ei proprietas mirabilis. — Dosis loti est a dr. 1 usque ad dr. 2, non loti usque ad dr. $^1/_2$; hic lapis sustinet minus triturationem quam lapis lazuli. —

Lutum armenum

sine molestia et periculo purgat per ventrem quando lavatur, et quando non lavatur educit per ventrem et vomitum. De non lavato dantur 3℈ aut 4, de lavato 5 vel 6 cum aqua calida vel cum alia medicina, purgat enim coleram nigram sine angustia et turbulatione. Haec sunt verba Alexandri capitulo de cura melancholiae. —

Lilii coelestis

radix solvit ut agaricum et proprie ex visceribus. De isto dicit Joh. Mesuë quod sunt duae species ireos: una habens florem purpureum et est proprie ireos, alia est habens florem album et est lilium. Illa est melior, cujus radix est alba, participans rubedinem aliquam, grossa, dura, spissa, aromatica, ut violae, acuti saporis; est cal. in 2^0, abstergit, resolvit et maturat, educit flegma grossum et coleram permixtam cum flegmate et aquam cum facilitate et ejus aspectus est proprie ad pulmonem maturans subtilians educens ab eis materias grossas viscosas cum facilitate. Dosis ejus est a dr. 2 usque ad 6. —

Myrobalani

sunt 5 species: citrini, indi, kebuli, bellerici, emblici. Citrini sunt fr. et sicc., habent parum caliditatis secundum Ras., purgant coleram citrinam secundum Serap. VII et Ras. VIII Al. — Sed Avic. addit quod purgant parum flegmatis; purgant autem comprimendo et constringendo secundum Hali. Modus sumendi est talis: aliquando miscetur pulvis cum aqua calida et bibuntur non colati, tunc secundum Hali dosis est a dr. 3 usque ad 7; aliquando dantur cocti et colati, et tunc dosis est a dr. 10 usque ad 20 secundum Ras. et Serapionem; sed bonum est ut tantum dentur dr. 10 ad plus; sed secundum quod dicit Ras. in divisionibus capitulo de rememoratione medicinarum solventium non oportet ut substantia myrobalan. bibatur sed tantum eorum aqua cum zuccaro et teremabim[7]); et causa istius mixtionis est, quia myrob. nocent pectori sua asperitate et stringunt ventrem post solutionem, zuccarum autem obviat nocumento pectoris sua levitate; teremabim obviat nocumento constipationis sua lubricitate. Nec obstat quod Avicenna I° et II° sui Canonis prohibet admiscere simul compressiva cum lenitivis quia intelligit quando aequali pondere virtutis apponuntur, et quoniam myrobal. saporem habent horribilem, aptari possunt sic: Rp. centum myrobal. citrinos bonos contere et pone in vase vitreo et superinfunde aquam frig. ita quod myrobal. cooperiuntur, illud vas soli expone 7 diebus, deinde cola et colaturam recumbe in alio vase vitreo; item super eosdem myrobal. aquam novam infunde ut prius et soli expone et cola ut prius et colaturam cum prima aqua repone; hoc autem totiens facias quousque myrobal. albescant et aqua sine sapore exeat. Ista aqua utimur multis modis, uno modo sic: ista soli exponatur quousque inspissetur ita ut ex ea cum zuccaro possint formari pilulae et de ista datur ab unc. $^1/_2$ usque ad unc. 1. Alio modo datur sic: admisceatur unc. $^1/_2$ istius aquae cum tantundem tamariscorum et detur in mane, et si vis facere fortius accipe fortius ferrum in quo jaceat per noctem unam reubarbarum minutim incisum ad pondus unc. $^1/_2$, in mane cola et admisce cum praedicta aqua; est enim bonum febribus acutis et tertianis de colera. Item est bonum fluxui menstruorum de colera secundum Avic. l. III cap. de fluxu menstruorum. Dicit Mesuë quod myrobalani sunt de medicinis benedictis quia non debilitant cum solutione sua, immo confortant stomachum et proprie viscera et praeparant et coadjuvant partes eorum et cor et epar confortant et corpus totum neque nocent nisi quia opilant praeparatos cadere in opilationes et perfecte rectificant medicinas acutas et purgant dissolvendo quod est contra alios auctores. Commixtio (245 : conjunctio) citrinorum cum scamonea est magnifica, quia myrobalani reprimunt scamoneam in substantia et qualitate et juvant ad solvendum myrobal. — Iste est bonus cum est in colore citrino, in pondere gravis, in juncturis gummosus, in substantia grossus, in cortice spissus et depressus parva habens ossa. Opilationes faciunt proprie paratis ad opilationes; item adhaerent facile villis stomachi et intestinorum, item corrugant aut corrumpunt ipsos et propter hoc non sunt boni habentibus opilationes aut paratis eas incurrere et non habentibus aut non paratis, et aqua calida removet hoc nocumentum et maxime decoctio diureticorum notorum et maxime fumi terrae et in hoc est bonum reubarbarum; item amygdalae dulces, si cum eis conterantur, removent eorum adhaerentiam. Idem faciunt cassia fistula, violae, teremabim, tamarindi et similia. Quidam tamen dixerunt, quod non est bona commixtio myrobalan. cum medicina lenitiva, quoniam operationes myrobalanorum sunt medicinarum lenientium ad invicem semper, sed hoc non videtur verum, quia per lenientia removentur adhaerentia et corrugatio quam faciunt myrobalani et acquiritur solutio facilis. Item sciendum quod decoctio acquirit vehementiorem opilationem quam sola infusio; item assatio minorat ei solutionem et facit plus constipationem et quanto magis comburuntur tanto magis constipant; item quanto magis conteruntur tanto magis solvunt, unde sciendum, quando quaerimus solutionem, infusio eorum est melior; cum autem quaerimus solutionem et constrictionem, tunc assati sunt meliores. Item scias quod myrobalani faciunt juvenescere et acquirunt colorem bonum et generant gaudium et confortant stomachum, cor et epar et in his est citrinorum operatio excelsior. — Myrobal. kebuli solvunt coleram nigram secundum Serapionem et parum flegmatis secundum Hali; habent enim parum caliditatis cum sua frigiditate, evacuant parum coleram, tamen debiliter, stomachum confortant valde secundum Serapionem, tamen faciunt nauseam secundum Avicennam et propter hoc dantur cum succo cidoniorum. Dosis eorum in pulvere est dr. 6, in decoctione dr. 9. Dicit Mesuë quod solutione educunt flegma et addunt in ratione et clarificant visum et proprie conditi et mundificant stomachum et confortant ipsum et conferunt hydropisi et antiquis febribus; item conditi sunt minoris solutionis et majoris confortationis membrorum nutritionis et non conditi faciunt contrarium. Modus autem condiendi kebulos est talis: accipe kebulos humidos si humidi haberi possint aut humectatos, pungantur stylo undique, coque in aqua cum facilitate usque dum sufficiat, deinde pone super tabulam per diem et exprime aquam, deinde submerge in aqua mellis et per 2 dies dimitte, tunc coque illos lento igne et reconde (recumbe) in vase vitreo; aliqui addunt decoctionem mannae, cassiae fistulae et tamarindorum et dantur post 6 menses. Ille qui sumit eos, abhorreat ventum borealem supervenientem et pisces. — Myrobal. indi solvunt coleram nigram secundum Avic. et Ras. in divisionibus aut adustam secundum Serapionem. Hali addit quod purgant cum hoc flegma, quando sumitur pulvis eorum. Dantur in pulvere usque ad 6 dr., etiam in decoctione usque ad 9. Dicit Mesuë quod educunt melancholiam adustam, unde conferunt melancholiae, leprae, quartanae, removent tristitiam et clarificant colorem. Dosis secundum ipsum est a dr. 2 usque ad 5 in pulvere, et in decoctione usque ad 20. — Myrobal. emblici sunt frigidi et sicci in 1° secundum Mesuë, solvunt melancholiam et flegma secundum Avic., sunt in sua actione similes indis secundum Hali. Dicit Mesuë quod habentes frustra grossa gravia depressa parvorum ossium cum multa carne sunt meliores, rari non habent (245 : si habent) speciem, habent proprietatem confortandi stomachum, cor, epar et viscera, coadunant enim partes eorum et extinguunt coleram in stomacho et epate et secundum ipsum educunt flegma et propter hoc confortant nervos et cerebrum. — Myrobal. bellerici sunt frigidi in 1°, sicci in 2°, secundum Mesuë ventrem leniunt, in sua actione concordant citrinis secundum Hali; tamen dicit Mesuë quod sunt similes emblicis. —

Manna

secundum Mesuë est ros cadens super quasdam plantas et lapides, cujus materia est vapor elevatus, cui accidit digestio et maturatio in aëre quando est aequalis et foecundus et diversificatur secundum rem super quam cadit, quia cadens super lapides est sicut semen parvum et istud quando est album est melius et ista est dulcis et recens; post istam est in bonitate illa quae est subcitrina fusca, scenosa[127]) et antiqua non est bona; illa quae cadit super plantas suscipit virtutes plantarum habens pelliculas, folia, flores sibi admixtas et quae est paucae permixtionis cum foliis subalbida recens est melior. Falsificatur autem cum zuccaro et foliis senae, sed quia post tempus mollescit et liquescit, deoccultatur sua fallacia. Complexio ejus est aequalis, declivis tamen parum ad caliditatem, educit coleram cum facilitate, lenit guttur, pectus et ventrem et sedat sitim. Datur a dr. 6 usque ad 11, conservatur per annum. —

Mercurialis

secundum Hali tabelabium, ca. est et hu., habens viscositatem sine molestia, laxat coleram rubeam, cum bibitur ejus decoctio ℔ $^1/_2$ cum zuccaro rubeo, quia zuccarum rubrum plus laxat quam album; non multa fiat decoctio, ne ejus virtus debilitetur. Si autem loco zuccari ponatur cassia fistula, fortior fiet ejus solutio et confert tussi ex constipatione et colicae ex calore; et si cum turbit ipsum misceamus juvat colicae factae ex flegmate, maxime ubi est complexio corporis calida; confert epati calido quando datur per se vel cum aliis frigidis. —

Polypodium

secundum Mesuë est radix ortum habens super lapides vel arbores et Graeci vocant eam filicem arborum. Illud quod est super lapides est deterius, quia est minus humida faciens ventositatem, subversionem et nauseam. Melior est quae nascitur super arborem glandium. Illa est melior quae est in substantia grossa, solida, nodosa, frangibilis in corpore, nigra, tendens ad paucam rubedinem, in odore aromatica, in sapore dulcis cum stypticitate et in fine relinquens in gustu quandam amaritudinem et in tempore est recens, et calida est in 3°, sicca in 2° secundum Mesuë, sed secundum Hali est ca. et si. in 2°, laxat flegma et melancholiam secundum Avicennam et proprie flegma salsum secundum Rasem, et secundum Hali et Mesuë evacuat coleram nigram cum facilitate et addit Mesuë, quod evacuat flegma grossum et muscillaginosum, unde confert passionibus juncturarum et colicae et si detur cum epithimo et sale indo confert duritiei splenis, et si coquatur cum gallo veteri aut gallina est solutivum conveniens, cum bibitur jus eorum. Et quia est faciens subversionem et nauseam admiscemus cum ipso aliqua redolentia, sicut daucum, foeniculum et zinziber et proprie anisum. Datur de eo unc. $^1/_2$ in pulvere et in decoctione unc. 1. Dicit Mesuë quod datur a dr. 2 usque ad aureos 4. —

De prunis.

Pruna dantur ad alterandum et solvendum. Illa quae sunt nigra magis competunt ad solvendum et maxime illa quae sunt dulcia recentia; musa [128]) magis competunt ad alterandum. Humida sunt convertibilia ad putrefactionem; sicca minus sunt frigida et humida in 2°, educunt solutione coleram. Si vis facere fructum arboris pruni laxativum, perfora arborem cum est elevata ad longitudinem unius palmae in duobus locis vel tribus et intromitte frustrum scamoneae et sigilla bene luto. Iste fructus illius arboris erit solutivus efficienter.

Reubarbarum

est secundum Mesuë ex medicinis benedictis et ex eo est melius quod est subnigrum declinans ad rubedinem, in pondere grave, in substantia rarum, in quo invenitur disgregatio ex ruffo et glauco tingens ut crocus et est recens; calidum est et siccum in 2° gradu; in ipso est permixtio substantiae aqueae et terreae, propter quod habet quandam stypticitatem et est in eo substantia aërea dans ei raritatem substantiae et ultimo est ei adveniens ignëitas [245 : quasi] perficiens quae (245 : que), agens in terrëitatem ipsius facit eum (!) esse amarum. Et sciendum quod complexio operationis solutionis et exopilationis per ipsum facta est per dominium calidi in superficie existentis et consecutio contractionis sive constipationis facta per ipsum est a substantia terrea styptica propter quod infusio sive decoctio separat inter ignëitatem superficialem et terrëitatem centralem unde quando nos quaerimus abstersionem, solutionem aut opilationum apertionem, damus ipsum in infusione alicujus rei; quando autem quaerimus contractionem vel constipationem damus ipsum coctum, et assum vehementius constringit, unde contritio vehemens resolvit virtutem laxativam sicut decoctio. Infunditur sic: inciditur autem cum cutello subtilissime et ponitur in vespere in sero caprino aut vaccino et in mane colatur et exhibetur per se vel cum colatura myrobal.; et si quaerimus deopilationem ipsius et abstersionem epatis, infundatur in aqua decoctionis endiviae quae opus suum magnificat et spicae, quod est ei proprium juvamentum cum additione media vini albi odoriferi clari; hoc enim est bonum hydropisi de frigida causa et de calida; sed in calida appone minus de spica; solutione educit coleram et flegma secundum Mesuë, unde dicit Aristoteles in libro de regimine principum, quod purgat flegma ab ore stomachi. Ejus proprietas est mundificare, confortare epar et stomachum et conferre morbis quorum materia est opilatio sicut hydropisi, icteritiae, grossitiei splenis seu opilationi et hoc facit ex parte substantiae superficialis, ex parte substantiae centralis terreae confert sputo sanguinis et sanat rupturas intrinsecas datum cum rubea tinctorum et vino styptico et oleum ejus contractionibus lacertorum (245 : nervorum) valet et doloribus eorum et est medicina bona dysenteriae et proprie quod ex eo est assatum, et proprie datur cum succo plantaginis et vino styptico. Dosis ejus in portione est a dr. $2^1/_2$ usque ad 3, et contritum a dr. 1 usque ad 4; conservatur per 4 annos et plus si liniatur cum cera liquefacta. —

Scamonea

est solutivum, unde dicitur solutivum autonomasice[129]), unde dicitur generalius super omnia solutiva. Fit autem ex (245 : cum) succo speciei volubilis, cujus folia sunt in modum sagittae alatae (245 : elatae) et dispositio loci et modus culturae et ars in faciendo auxiliatur ut sit bona vel mala secundum Mesuë. Bona laudatur in 5 proprietatibus: 1ª est ut sit in colore clara ut gummi; post hoc est subalbida clara aut varia clara; 2ª est ut mixta cum saliva vel cum aqua fiat sicut lac; 3ª ut sit facile frangibilis vel pulverizabilis; 4ª ut sit pondere levis; 5ª ut sit in odore non gravis. Scamonea habet 5 nocumenta quae facit in corpore: 1m est ventositas mordicativa faciens in stomacho subversionem et nauseam et caliditatem laboriosam, unde dicit Serapion VII quod est mala stomacho plus quam aliae medicinae et dicit Gal. II° acutorum, quod est mala stomacho et proprie ori ejus. Huic nocumento obviatur per decoctionem in pomo cydoniorum; digeritur enim et maturatur et vapores excluduntur; et si in decoctione ista apponuntur illa quae excludunt ventositatem ut sunt daucus, galanga, semen foenic. et similia, erit melius. 2m nocumentum est, quod sua caliditate inflammat et facit cadere in febrem et sitim et maxime praeparatos ad hoc, et huic nocumento obviatur admiscendo frigida in decoctione sua ut sunt rosa, succus cydoniorum, sumac, spodium et similia. 3m nocumentum est quod ipsa attrahit vehementer et dilatat orificia venarum, quare facit cadere in moderatos fluxus et huic obviatur per ea, quae acumen suum reprimunt et subtilitatem et penetrationem ipsius ut sunt mastix et ciconium[88]), et in hoc sunt myrobalani citri mirabiles, si cum ea misceantur aut ipsa cum eis. Myrobalani enim duo faciunt: unum est quod cito faciunt descendere ipsam ita quod non imprimit ultra modum, secundum est quod confortant stomachum et intestina, quae scamonea debilitat, et in casu isto confert potus aquae calidae, quia remittit ejus audaciam et virtutem ejus debilitat, et in casu isto de rebus melioribus est dare aquam decoctionis psyllii; ad hoc etiam admiscemus cum ea dragagantum et bdellium, quae sua unctuositate reprimunt virtutem acuitatis, membra etiam per quae transit confortant. 4m est, quod sua acuitate intestina excoriat et generat dolores acutos pungitivos et facit cadere in dysenteriam, et huic etiam obviatur per ea quae sunt dicta in 3° nocumento. — 5^m est, quod nocet membris in quibus sunt minerae virtutum, ut epati, stomacho et cordi et maxime quando haec membra sunt debilia. Huic obviatur per admixtionem medicinarum cordialium calidarum aut frigidarum secundum statum patientis. Sciendum autem quod modus exhibendi est talis: teratur in mortario cum aniso, cimino, pauco sale et non teratur ultime, ne virtus sua diminuatur et admisce tantundem masticis ad stomachi et intestinorum confirmationem; idem facit amylum aut bdellium. Haec omnia admisceantur cum succo ciconiorum et aqua ros., fac trociscos, sicca in umbra et utere cum opus fuerit. Dosis est 4^a pars drachmae unius aut dr. $^1/_2$. Dicit Mesuë quod dosis ejus est a granis 5 usque ad 12. Et sciendum quod quando cruda est vocatur scamonea et cum ea acuuntur medicinae et electuaria quae longo tempore conservantur et non tantum electuaria calida sicut diaciminum, diatereon pipereon, diacalamentum et similia, sed etiam acuuntur electuaria frigida, ut diaprunis, diaciconiten frigidum et electuarium de succo rosarum in quo rosae apponuntur propter nocumentum stomachi et intestinorum; sandali et spodium propter nocumentum epatis et parum camphorae propter nocumentum cordis et ut scamoneae caliditas obtundatur, bene etiam apponitur in aloëticis, ut in benedicta, pilulis aureis et similibus, quia facit festinare aloës operationem, quia est tardae operationis secundum Avic. III cap. de cura sodae universali, et eodem III f. 11 cap. de casu virtutis; item secundum Mesuë aloë frangit acuitatem scamoneae confortando stomachum. Cum autem coquitur et praeparatur sicut diximus, tunc cum ea acuuntur medicinae quas damus post duos dies vel tres et vocatur diagridium. Educit autem coleram fortiter secundum Avic. II, Ras. VIII Al., et Mesuë addit, quod attrahit eam a sanguine et venis vehementer et ejus operatio est sicut operatio furiosi. Et dicit Serapion VIII, quod educit coleram citrinam plus quam elleborus; his addit Hali II° practicae, quod abstrahit ab ultimis partibus in quocunque loco materia existat; vitet ejus acceptionem ille, qui est calidae et siccae complexionis et qui est paratus cadere in febres et qui habet membra principalia debilia; non detur in tempore nimis calido vel frigido; qui acceperit eam caveat fructus et proprie frigidos, aquam frigidam, somnum prolixum, fortem motum et iram. Et scias quod si ex ea et myrrha et croco et costo et succo agrestae cum vino et vitello ovi fiat linimentum super tempora, curat sodam frigidam antiquam; item si cum lana supponatur cum decoctione rubeae educit menstrua et facit aborsum. —

Sene

est folliculus plantae quam Persae vocant alzemech[130]); melior pars ejus est folliculus, deinde folia, et eorum melior est, cujus color accedit ad viriditatem subnigram, cujus sapor est parum amarus cum quadam stypticitate. Complexionis est calidae in 1°, abstergit, mundificat et resolvit debilis solutionis et tardae; ejus solutio confortatur cum zinzibere et sale gemma, si coquatur cum gallo aut carne alia solvit sine molestia; sed oportet ut ejus qualitas sit multa; si infundatur cum aqua casei et spica, deinde coquatur aliqua ebullitione, est bonum medicamen; si in musco antequam ebulliat ponatur et post 3 menses detur vinum, solvit, mundificat cerebrum, cor, epar, splenem, membra sensuum, pulmonem; aperit opilationes viscerum et confortat ventrem utentem ipso, generat gaudium, unde dicit Hali quod proprium ejus est cor confortare, educit solutione secundum Mesuë cum facilitate melancholiam; sed dicunt alii quod purgat coleram rubram et nigram; immergit enim se superfluitatibus, quae sunt in profundo membrorum, quare confert podagrae, artheticis, sciaticis, cum eorum causa est colera et flegma, unde Rases VIII° Al. dicit, quod expellit calidos et adustos humores, unde confert pruritui et scabiei; ipsum enim et fumus terrae secundum Ras. in divisionibus adurunt coleram rub. cum facilitate, unde convenit illis, qui non tolerant medicinas. Si ergo in his magis purgare vis coleram, da ipsum cum sero et violis, si melancholiam et coleram adustam, da cum epithimo; si flegma, da cum carthamo et semine urticae. Dosis ejus est in pulvere dr. 3 et in decoctione 4 usque ad 7 secundum Hali, sed secundum Mesuë usque ad unc. 1. —

Tamarindi

sunt dactyli acetosi et sunt ex fructibus palpebrarum palmarum. Meliores sunt nigri, non tamen verae nigredinis, lucidi, teneri, mixti cum villis, qui sunt sicut radices pingues absque decoctione dulces cum pauca acetositate. Sophistantur[131]) cum carne prunorum, sed tunc sunt sine luciditate et humidiores sunt et est in eis sapor et odor prunorum. Complexio ejus est frigida et sicca in 2°, laedunt stomachum; sed huic obviat permixtio cum absinthio, solvit coleram, reprimit caliditatem sanguinis et colerae stomachi et epatis, et reprimit sitim et vomitum et est medicina vera febrium acutarum quae indigent lenificatione et quia est debilis operationis; dosis ejus est in portione ab unc. 2 usque ad 5 secundum Mesuë. —

Turbith

est radix herbae cujus folia sunt sicut folia ferulae, sed minora et habet lac; eligitur ex eo album vacuum arundinosum, gummosum in cortice citrinum planum recens facile frangibile. Complexio ejus est ca. et sicc. in 3° secundum Mesuë attrahit mediocriter. Tria habet nocumenta: 1m quia est debilis operationis et tardae; 2m quia nocet stomacho faciens subversionem et nauseam; 3m quia usus ejus acquirit extenuationem, evacuat enim humiditates subtiles. Obviamus his auferendo ejus corticem et miscendo eis zinziberem; sigillat enim ei proprietatem mirabilem et est quod educit humorem grossum viscosum a remotis partibus cum facilitate ita quod a juncturis et anchis et locis profundis et instantibus (245 : instrumentis), quod ipsum per se non facit, immo educit subtile et reliquum grossum et per hoc obviamus 1° et 2° nocumento; 3° obviamus admiscendo zuccarum. Dicit Avicenna quod educit flegma plurimum et aliquid de humoribus adustis et proprie cum datur in pulvere; si autem datur in decoctione educit plus humores adustos quam flegma. Dicit Mesuë, quod confortatio cum zinzibere educit humores flegmaticos grossos viscosos a juncturis, stomachum mundificat et pectus a flegmate grosso.; est enim ultimum ad omnes aegritudines (humiditates) juncturarum. Pulvis quem ponit Mesuë et omnes alii: Rp. turbit, zuccari, zinziberis āā f. p. et detur ubi est necessitas; sed in pondere diversantur, quia Avic. IV tr. 2 f. 4 ponit ista aequali pondere, Mesuë ponit zinzib. 2 partes, turbit 1 et zuccari quantum de omnibus aut plus; alii ponunt turbit 2 partes, zinziberis 1. Ras. in libro de passionibus juncturarum capitulo quod incipit „medicamen laxativum": Rp. turbit dr. 10, zingib. dr. 5, zuccari dr. 30, detur a dr. 3 usque ad 4. Dosis ejus est dr. 2 aut 3, dicit Mesuë, infusi a dr. 1 usque ad 2 et decocti usque ad 4.

Viola

est medicina temperata alterans et solvens, hu. et s. in 1^0 gradu, et quae est sicca minus, solvit debiliter educens coleram leniendo cum magna facilitate secundum Avicennam. Hali addit quod ipsa attrahit et hoc probat per acumen et puncturam quae in ea inveniuntur, unde dicit quod laxat fortiter sicut in aliis laxativis.

Urticae semen

notum est, purgat flegma et aquam citrinam; est enim calidum et siccum. Dosis ejus est cum melle et aqua calida dr. 2; carthamus est ei similis, de quo dicit Mesuë, quod est ca. in 1^0 et sicc. in 2^0, nocet stomacho faciens fastidium, tardae et debilis solutionis, educit flegma per vomitum et ventrem, purgans aquositates, unde confert colicae bibitus et clysterizatus. —

Yreos

est radix herbae quae dicitur lilialis habens 2 species: una habens flores purpureos et dicitur yris, alia habens albos et dicitur yreos, et habens florem album est debilior in omnibus, et in istis est melior illa, cujus radix est alba participans rubedinem, aliquantulum grossa, dura, spissa, aromatica ut violae, acuti saporis linguam mordicans, habens nodos collectos, et radix est melior pars plantae; post illam sunt flores, calid. et sicc., est abstergens maturans resolvens leniens aperiens opilationes, nocet stomacho, sed corrigitur cum aqua mellis et pauca spica; solutione educit flegma grossum et coleram permixtam et etiam aquam. Primo aspicit pulmonem et pectus; secundo epar et membra vicina ut splenem et similia, unde affert juvamentum magnum tussi antiquae cujus causa est grossa humiditas et viscosa et ex farina cicerum et succo ejus cum farina fabarum et lentium facies bene mundificatur. —

Cap. I. De necessitate compositionis medicinarum.[132])

Quoniam ut supra dictum est et similiter testatur Johannes Damascenus in principio octavi necesse est illi qui vult componere medicinas ut sciat virtutes medicinarum simplicium non tantum cognitione universali sed etiam cognitione speciali, non enim sufficit quod sciat quod medicina est calida, frigida, humida vel sicca, abstersiva vel aperitiva, sed oportet ut sciat in quo gradu medicinae faciunt has operationes, utrum scilicet multum aut parum hoc faciunt et iterum oportet cognoscere quod membrum quae medicina respiciat et utrum illud debiliter aut fortiter respiciat: et propter hoc antequam de compositione medicinarum simplicium tractemus, cognitionem cujuslibet medicinae simplicis praemisimus areolas ordinando, ita quod in prima areola cognitio medicinarum communis determinatur et vocatur areola proprietatum; in aliis areolis speciali cognitione indagantur, incipiendo a medicinis capitis per singula descendendo ita quod quaelibet areola proprium nomen membri sortitur. Istis ergo praelibatis ad compositionem medicinarum veniamus. Causa autem quare composita medicina utimur, necessario est multiplex. Una causa est quia forte non invenitur aliqua medicina simplex elevata in gradu illo in quo elevatur morbus in oppositum, qua de causa indigemus compositione ut certum gradum habeamus. Secunda causa est, quia aliquibus medicinis uti non possumus nisi cum aliis misceantur, ut est videre in unguentis et emplastris. Tertia causa est, ut malicia substantiae proprietatis et saporis medicinae amoveatur. Quarta causa est propter morbi compositionem, cui medicina simplex non sufficit et ista est una de causis magnis. Quinta causa est ut per compositionem forma communis aliqua generetur, quae resistere valeat omnibus venenis et pluribus morbis ut tyriaca. Sexta causa et ultima est ut medicina in sua operatione et proprietate confortetur. Et quamvis sint aliae multae causae, tamen istae sunt magis famosae. Ex his possumus colligere quod compositio medicinarum est necessaria.

Cap. II. De modo compositionis medicinarum universaliter.

Nunc vero videamus modum compositionis. Sciendum ergo est quod compositio medicinarum diversatur secundum quantitatem apponendorum; aliquando enim de una plus quam de alia apponitur, aliquando e contrario; hoc autem fit propter effectuum quos quaerimus diversitatem. De hac autem diversitate compositionis quare de una multum de alia parum in composita ponantur dantur septem regulae. Prima talis est: si aliqua medicina sit fortis virtutis, de ea in composita est parum ponendum; nam secundum Galenum IV. simpl. med. plus potest agens forte in tempore pauco quam debile in tempore multo et e contrario; per eandem viam tantum potest agens forte in parva quantitate quam debile in multa. — Secunda regula talis est: si aliqua medicina habeat multa juvamenta, multum de ea in composita est ponendum et proprie si est citae operationis; si autem habeat juvamenta pauca et sit tardae operationis, de ea parum ponatur. Haec regula potest confirmari per Galenum dicentem quod pueri multo cibo indigent quia cibus in eis duo opera facit, scilicet nutrire et augmentare. — Tertia regula est: si aliqua medicina est cujus intentio est ut agat in partes remotas, de ea multum est ponendum, si in partes propinquas (nach einigen Codices: proximas), de ea parum est ponendum. Haec regula confirmatur per Galenum in tegni cap. XXIX, quod partes in profundo positae indigent medicina fortiori et dicit Hali quod virtus medicinae in via multum debilitatur, sed substantia multiplicata virtus multiplicatur, unde Galenus libro megategni XIII. cap. 8: si apostema est in membris interioribus ad quae medicina non venit nisi postquam multa loca transierit necesse est ut suam quantitatem augmentemus. — Quarta regula est: si aliqua medicina est juvamenti nobilis, multum de ea est apponendum, si autem ignobilis parum. Voco autem juvamentum nobile quando operatur circa membrum nobile aut facit operationem nobilem, ut: confortare cum abstersione est nobilius quam sine abstersione. — Quinta regula est: si aliqua medicina habeat juvamentum repertum in aliis medicinis quae in composito componuntur, de ea parum est ponendum; si autem juvamentum ejus in alia non reperitur de ea multum est ponendum. — Sexta regula est: si aliqua medicina est cui juvamento nocumentum est annexum, de ea parum est ponendum; si autem contrarium, contrarium. — Septima regula: si aliqua medicina in composito inveniat aliquam medicinam ejus virtutem corrumpentem, de ea multum est ponendum, contrarium contrarium. — Ex istis regulis eligere possumus modum communem componendi combinando ad invicem istas obviationes (Erf. Cod. F. 245: combinationes), ut: si aliqua medicinarum simplicium reperiatur quae habeat omnes causas quare de ea multum sit ponendum, et ponatur multum, si autem paucas, parum; verbi gratia: si aliqua medicina sit debilis virtutis juvamenta habens multa et nobilia et propria ejus intentio est, ut agat in partes remotas, nocumento carens, nullum habens in composito contrarium corrumpens, de ea valde multum est ponendum et sic secundum quod habet istas causas pauciores de ea minus est ponendum. Verbi gratia: illa medicina quae est fortis virtutis et operationis pauca habens juvamenta non nobilia neque propria in proximum agens membrum habens aliquod nocumentum sibi admixtum, de ea parum est ponendum, et per istam viam de opio in medicinis parum ponitur, et si sit fortis virtutis habens juvamentum proprium, tamen de ea est parum ponendum et propter hoc de musco in medicinis cardiacis parum ponitur et iterum propter hoc (quod) in aliis componentibus ejus proprietas reperitur (F. 245: regitur), sicut in ambra, margaritis, auro et similibus. Si autem est fortis virtutis juvamenta habens multa nobilia agens in membrum longinquum, tamen de ea temperate est ponendum; quamvis enim tres ultimae conditiones multam de ea requirant quantitatem, prima tamen condicio requirit paucitatem ut sensui patet, et idcirco ex hoc multo, ex hoc pauco temperantia appositionis generatur, et si cum hoc non habeat medicinam similem (F. 245 : simplicem) in composito plus de ea est ponendum. Si autem est debilis virtutis et habeat aliquas condiciones ad multitudinem facientes de ea multum est ponendum. Ex his potes colligere quodsi sint quattuor simplices in corpore aequaliter operantes eodem pondere mensurantur (F. 245 : ponderentur); verbi gratia: ut seminis foeniculi, aneti et similia; si autem sint inaequalis virtutis et operationis, inaequaliter est ponendum; verbi gratia: si velim purgare unciam colerae sive (et) unciam flegmatis per medicinam compositam ex aloë et scamonea, plus de aloë, minus de scamonea est ponendum propter aloës debilitatem et scamoneae fortitudinem Ex dictis satis patet modus componendi universalis.

Cap. III. De his quae debent caveri in compositione medicinarum.

Et sciendum quod tria sunt cavenda et proprie in compositione medicinarum solventium. Et primum est: ne fiat appositio medicinarum in diversis temporibus operantium, ne fiat alicui inaequalis agitatio et ventris turbatio, unde Avicenna I°

Canonis f. 4 cap. 4: medicina composita est deterior quae est multae diversitatis in tempore quoniam ventris solutio perturbatur, prima enim solvit ante secundam et hoc accepit a Galeno II° acutorum cap. 2 super illud Hippocratis „porro si passio sub diafragmate fuerit“: quando una medicina solvit hora sui adventus ad corpus et alia post longum tempus a susceptione (F. 245 : assumptione) sua, est solutio agitativa et inaequalis. — Secundum est: ne fiat mixtio medicinarum, quarum modus solvendi unus alterum debilitat sicut compositio medicinae lenientis cum compressiva, unde Avicenna libro I f. 4 cap. 9 in fine habet commixtionem myrobalanorum et violarum et proprie quando in aequali pondere mensurantur. Et hoc idem dicit Avicenna l. II cap. 4 in fine. — Tertio cavendum est ne fiat mixtio illorum quorum unius proprietas corrumpit aliam proprietatem et proprie quando corrumpit virtutem quam quaerimus et de hoc dicit Avicenna l. V. tr. I cap. 2, quod anacardi non debent poni in tyriaca, quoniam corrumpunt carnes tyri, et huic simile dicit Galenus in fine acutorum, quod non fiat mixtio rerum differentium in proprietate.

Cap. IV. De inventione radicis et ejus proprietate.

Et sciendum quod in omni composito tam naturali quam artificiali oportet ponere aliquod fundamentum super quod alia fabricentur ut in navi lignum, in domo area, in animali ossa. Cum ergo composita medicina sit unum de compositis artis et naturae — artis: quantum ad rerum debitam appositionem, naturae: quantum ad completam fermentationem et formae ultimae generationem — necesse est ut unum habeat fundamentum, et istud fundamentum a medicis vocatur basis aut radix medicinae. Haec autem radix debet habere operationem certam et infallibilem et nobilem (notabilem) ad illud propter quod componitur. De ista radice sciendum est quod aliquando est una, aliquando plures, ut in „hiera picra Galeni“, ubi aloë est basis; fit enim haec confectio ad purgandum flegma in stomacho; ad hoc autem aloë habet aspectum specialem et effectum infallibilem. Plures: et hoc fit, ut virtus radicis unius per aliam confortetur, ut in „benedicta“, in qua turbit, hermodactyli, scamonea sunt radix; est enim medicina haec, ut evacuetur flegma a juncturis et locis remotis; turbit vero et hermodactyli sunt tardae et debilis operationis, quare scamonea apponitur ad juvandum eorum operationes. Dicit enim Avicenna l. III f. 11 cap. „de cura defectionis virtutis“: scamonea adjuvat alias medicinas. Item Avicenna l. III cap. „de cura sodae universali“: scamonea ponitur in aloëticis ut proprie rarefaciat earum operationes. — Alia causa quare sunt plures radices est ut in eadem specie aegritudinis diversas faciant operationes, ut in passionibus nervorum ponitur pro basi pyrethrum et castoreum, pyrethrum ad flegma consumendum et dissolvendum, castoreum ad confortandum. Et nota quod in his duobus casibus omnes medicinae quae ponuntur loco unius basis debent convenire in proprietate et operatione. Quae autem sint medicinarum proprietates superius dictum est. — Tertia causa, quare plures ponuntur radices, quia medicina composita respicit diversas aegritudines in diversis membris aut in uno membro. Ista autem radix si per se sufficeret et nullum (tamen) nocumentum in se haberet, nihil ei admisceri esset necessarium; quia vero est insufficiens in operatione est ei aliquid admiscendum quod operationem ejus efficit fortiorem, et haec fortitudo in duobus consistit: unum est in virtutis identitate et secundum istam viam diptannus (latinobarbarisch für dictamnus) et terra sigillata in tyriaca ponuntur; (et) aliud est in materiei praeparatione et per istam viam zinziber fortificat operationem turbit. De his autem postea plenius habebimus. Et si quaeratur (et non immerito), ubi ista basis reperiatur et quomodo sciatur quod aliqua medicina est basis: dico, quod basis et illa quae operationem ejus confortant, debent sumi ex areola proprietatum et operationum et ex areola membrorum. Verbi gratia: volo deopilare epar: certum est quod indigeo aliqua medicina quae deopilat et non solum deopilat in generali, immo epar; accipiam ergo pro radice verbi gratia cuscute; invenitur enim in areola proprietatum, quia aperitiva est, item in areola membrorum epatis, dictum enim est ibi, quod cuscute epar confortat. Haec ergo medicina debet esse basis medicinae compositae, cum in ea sit virtus faciendi totum quod quaerimus. Quia tamen haec non sufficit forte quia est debilis, debemus apponere alias medicinas in eisdem areolis inventas, ut ejus virtutem confortent, sicut rubea (rubia) tinctorum, spicanardi et similia. Et in cognitione istius radicis vel radicum debet medicus multum laborare quia hoc est totius medicinae compositae fundamentum.

Cap. V. De operatione radicis.

Nunc videamus de operatione et proprietate radicis. Quia quandoque per se non sufficit, quare cum ea oportet ponere confortantia aliqua quae habeant confortare suam operationem sicut admiscemus zinziber cum turbit ad fortiorem flegmatis evacuationem; eodem modo quando apponimus margaritas aut lignum aloës aut utrumque ad cordis confortationem, quae quia non sufficiunt addimus ambram, muscum et similia, et istae medicinae vocantur confortantes radicum operationem, et aliquando medicina composita ex radice et eis quae ipsam confortant sufficit ad effectum habendum quem quaerimus et tunc est optima medicina: aliquando autem non sufficit quare oportet alia apponere quae insufficientiam suppleant et ista quae apponuntur properant ad hoc ut recipiant radicis operationem, et istae medicinae vocantur sequentes radicis operationem, quia per se in medicina non ponuntur sed propter radicis cui conferunt juvamentum. Istae autem medicinae quae sequuntur radicis operationem apponuntur in composito septem de causis: prima causa est ut membra confortentur et hoc fit proprie quando radix medicinae est aliqua medicina laxativa quae quia est venenosa nocumentum infert membris et haec confortatio proprie fit per medicinas cordiales, quia spiritum animalem in unoquoque membro confortant. Voco autem medicinas cordiales medicinas aromaticas, unde Avicenna I° sui Canonis f. 4 cap. 9 dicit: necesse est ut cum medicinis solventibus ventrem medicinae bene redolentes misceantur ut membrorum virtutes conserventur. Inde est quod dicit Galenus II° acutorum cap. 6: oportet quod misceantur cum medicina solutiva quaedam medicinae odoriferae, unde dicit Hali super tegni cap. 36: oportet quod misceantur cum medicinis resolventibus quaedam medicinae confortantes, et meliores sunt quae sunt stypticae et in quibus est aromaticitas, sicut rosae, xyloaloës et sandali. — Secunda condicio est ut malicia medicinae auferatur, sicut malicia commixtionis ut malicia opii per castoreum aufertur aut malicia proprietatis sicut bdellium et dragagantum cum scamonea, daucus et siler montanum cum elleboro, unde Galenus II. acutorum cap. 2: non bibitur medicina simplex per se donec cum ea misceantur quaedam res de aptitudine quae est ut sedent maliciam ejus. — Tertia causa est ut abominatio medicinae auferatur, unde Avicenna I. Canonis f. 4 cap. 4: aliquando medicina non solvit quia abhorretur et propter hanc causam admiscemus cum medicinis mali saporis zuccarum aut mel plus quam in medicinis non horribilis saporis. — Quarta causa est ut viae per quas trahit (F. 245: attrahitur) medicina, aperiantur, quia hoc est necessarium secundum Galenum II. aforismorum „corpora ubi quis vult purgare"; nam ibi dicit quod oportet praeparare materiam ut fluat ad (245: et) membra, ut per ea fiat facilis motus materiae, unde Avicenna libro I Canonis f. 4 cap. 5: in habentibus paralysim aut apoplexiam medicinarum viae sunt angustae, quare difficulter attrahunt, quia virtus medicinae non potest ad humorem intrare ut ipsum moveat nec humor ad ipsum venire, quare admiscemus diuretica, ut viae aperiantur et materia per eas currat et aliquam medicinam quae faciat aperire pervenire ad corporis extremitates et propter hoc dicit Avicenna libro II de agarico, quod adjuvat solutivas medicinas ad corporis extremitates. — Quinta causa est ut medicina tueatur a caliditate digerente ne in via debilitetur et de hac dicit Avicenna V° libro cap. 1, quod hac de causa ponitur opium in tyriaca. — Sexta causa est, ut medicina quae ad plura membra est communis, ad unum specificetur, ut si aliqua medicina aperiat opilationem venarum et urinam provocat si velimus urinam provocare debemus admiscere cum ipsa aliquid quod ad locum illum medicinam dirigat ut cantharides. Inde est quod dicit Galenus II. simpl. med. cap. 6: si uti velimus medicinis aperitivis in epate, solae sunt dandae: si in splene, dentur cum aceto, si in pectore, cum aqua mellis aut aqua ordei aut dulci vino et per istam viam dicit Avicenna libro II cap. 5, quod cum medicinis diureticis admiscemus raphanum quando volumus ut in epate longo tempore remaneant cum volumus epar deopilare. — Septima causa est ut qualitas radicis quae nocet morbo amoveatur et de sua virtute nihil diminuatur; verbi gratia: scamonea nocet febri sua qualitate; si ergo cum ipsa materiam morbi evacuare velimus cum ipsa admiscemus myrobalanos quia virtutem laxandi non diminuunt et ejus qualitatem reprimunt, unde Avicenna libro I f. 4 cap. 4 dicit quod cum scamonea sunt admiscendi myrobalani in evacuatione colerae, quoniam scamoneae qualitatem alterant et de ejus operatione non minuunt et propter hanc causam in calefactione epatis si damus reubarbarum, exhibemus ipsum cum sero aut syrupo violarum.

Cap. VI. et ultimum de ponderibus apponendarum medicinarum.

Nunc de ponderibus apponendorum videamus secundum quod nobis est possibile per artem. Si bene consideremus quinque ad plus ponuntur in medicina composita ut supra determinatum est, 1^m est radix, 2^m medicina confortans radicem, 3^m est medicina sequens radicis operationem, 4^m est medicina removens nocumentum radicis, 5^m est medicina alterans qualitatem totius medicinae compositae. Quantitas autem certa certis litteris annotari non potest secundum quod dicit Galenus III° megategni, tamen secundum viam artificialem, quae secundum Galenum I° „interiorum“ inter certam et incertam est mediocris, quantitatem invenire oportet. Oportet ergo considerare morbi magnitudinem et in gradu opposito elevare medicinam compositam. Ergo condicionibus suprapositis observatis sciendum est quod de medicina quae est radix debet poni plus in duplo quam de medicina confortante ejus operationem, ut quando pro radice turbit ponitur in aliqua medicina, subduplum [133]) i. e. medietas ejus ponitur de zinzibere et intellige quod hoc habet veritatem in medicinis quae sunt ejusdem gravitatis vel levitatis; si autem medicina confortans est levioris ponderis quam radix, de ipsa minus quam subduplum est ponendum; verbi gratia: si aloë pro radice poneremus et pulpam pro confortante radicem, non poneremus pulpam in subduplo sed minus propter ipsius levitatem et aloës gravitatem. Reprimens autem maliciam radicis debet esse in aequali pondere in quo est radix et propter hoc quando opium in aliqua medicina ponitur tantundem ei de castoreo admiscetur et cum scamonea tantundem de bdellio et hoc habet veritatem nisi malicia radicis praeparando auferatur, quando autem praeparando abjicitur tunc minus est ponendum. Quomodo autem malicia medicinae auferatur habitum est. Eodem modo de medicina alterante totum compositum tantum debet poni quantum de omnibus unde quando componis medicinam ex turbit dr. 10 et zinzibere dr. 5, cum istud compositum habeat acuitatem, ad istam acuitatem removendam ponitur zuccari dr. 15. De his autem quae sequuntur radicis operationem certa regula dari non potest, sed secundum quantitatem servitii majorem vel minorem plus de ea vel minus ponitur; verbi gratia: si aliqua medicina cum radice ponatur, ut ejus virtus ad extrema corporis dirigatur, plus de ea ponitur quam si ad partes proximas. — Eodem modo intellige de aliis medicinarum servitiis sequentium radicem. Si autem duae radices aut tres aut plures in composito ponantur oportet videre illa ad quae ordinantur et secundum diversitates eorum radices diversificare in quantitate, ut, verbi gratia: si vis caput calefacere et epar infrigidare duae radices in medicina composita debent poni, et si distantia istorum membrorum sit aequaliter elevata, radices quantum est de hoc in aequali pondere debent mensurari. Et si bene regulae praedictae in capitulo II considerentur scietur faciliter de qua plus, de qua minus est apponendum. Nam secundum quod medicina plus juvat aut minus plus est fortis aut minus, plura membra respicit aut pauciora, in confortando plura habet nocumenta aut pauciora et sic de aliis, plus minusve[134]) de ea[135]) est apponendum. Ex dictis potes colligere digestivum humoris cujuslibet in quocunque membro ponatur, verbi gratia: si vis digerere peccantem sua caliditate debes videre in quo membro situatur, utrum in stomacho vel in epate vel in aliis membris, tunc indiges medicina reprimente caliditatem colerae quam reperies in areola medicinarum frangentium acuitatem, et si eadem medicina reperiatur in areola proprietatum membri illius, in qua materia[136]) continetur, tunc habebis complementum radicis, verbi gratia: endivia, scolopendria in epate, et sic intellige in humoribus aliis et aliis membris et tunc considerabis utrum dicta medicina reperiatur in aliqua areola medicinarum nocentium et reprimens ipsam per suum contrarium aut si alicui membro noceat apponas aliquam medicinam illud membrum respicientem et ipsum confortantem. Sic ergo habes documenta necessaria per quae potes artificialiter scire et alias medicinas ordinare.

(Expliciunt areolae Johannis de St. Amando.)

Endnoten und Varianten.

(Letztere beziehen sich ausschliesslich auf Cod. Ampl. 245.)

1) sicut ponit Avicenna.

2) repressione.

3) nocumentum.

4) eaedem.

5) fumus terrae = fumaria officinalis L.

6) capparis spinosa, der stachliche oder gemeine Kappernstrauch. Die Etymologie des Wortes ist noch unbekannt (Kraus).

7) terenabim ist identisch mit dem in dem bekannten Tractatus quid pro quo (Ausgabe des Joh. Mesuë fol. 279A) erwähnten teremarbin i. e. manna: die Handschriften lesen auch teremabim oder tereniabim.

8) dissolvendo.

9) usnee, arab. Bezeichnung für Moos; s. Mondeville ed. Pagel p. 574 § 202.

10) ireos latinobarbarisch für iris Schwertlilie.

11) camepitheos = chamaepitys, χαμαιπίτυς, eigentlich Pinus humilis, niedrige oder Erd-Fichte. Bei Dioscorides u. a. Alten hiessen mehrere Kräuter χαμαιπίτυες, z. B. wegen der fichtenähnlichen Form: Teucrium Chamaepitys L. der Ackergamander. Ferner: Aiuga reptans L. der Kriechgünsel u. A. Ferner, wie man meint, des fichtenartigen Geruchs wegen: Hypericum crispum L. das krause Johanniskraut (persisch: k(ch)amafitus (s. Achundow p. 116); auch Celsus erwähnt das Wort.

12) scordeon latinobarb. für scordium, eine Art von Knoblauch.

13) bedegar (bedeguar) Rosenschwamm.

[14]) camedreos = chamaedrys (χαμαίδρυς) Gamander (persisch kamazarjus; vergl. Achundow p. 116).

[15]) lapdanum, labdanum, ladanum, das bekannte Gummiharz; vielleicht ist davon auch laudanum herzuleiten.

[16]) Ueber Polium vergl. Dioscorides I p. 459; Avicenna II Cap. 557 (fol. 156A der Venediger Ausgabe).

[17]) epithymum: s. Dioscorides I p. 670; Av. II cap. 225 (fol. 124A), ohne Zweifel unser cuscuta epithymum, s. Meyer III p. 493 (vergl. auch p. 99 der vorl. Ausgabe).

[18]) squinantum corrumpirt für schoenanthum Kameelstroh.

[19]) ameos = ammi, s. Diosc. I p. 409, Av. II cap. 60 fol. 105B.

[20]) accedere.

[21]) tyriaca mittelalterliche Schreibweise für unser Theriac.

[22]) compositio.

[23]) itaque.

[24]) cartamum = carthamus, s. Diosc. I p. 680.

[25]) passivum.

[26]) Dieser Titel ist eine aus älteren lateinischen Codices stammende zusammenfassende Bezeichnung für folgende Originalarbeiten Galens: περὶ διαφορᾶς νοσημάτων, περὶ τῶν ἐν τοῖς νοσήμασιν αἰτίων, περὶ συμπτωμάτων διαφορᾶς. (Cfr. Ausgabe von Kühn I p. CXXI u. CXXII.)

[27]) inde.

[28]) ex.

[29]) apposita.

[30]) Richtiger und mehr sinngemäss: operatio.

[31]) cap. 18.

[32]) medicina (?).

[33]) spinacea = spinarchia, unser Spinat.

[34]) mum arab., Wachs.

[35]) pulegium Flohkraut.

[36]) serapinum (gummi, gummi resina), serapenum, segapenum, die bekannte bitter-balsamische Segapengummiresina (Kraus).

[37]) cepe = cepa, Zwiebel.

[38]) si.

[39]) sicut.

[40]) limatiae hängt mit limax (nackte Schnecke) zusammen; verbrannte Muscheln fanden vielfach in der alten und mittelalterlichen Therapie Verwendung.

[41]) jusquiamus = hyoscyamus.

[42]) Ueber bengi vergl. Diosc. I p. 560, Av. II cap. 348 fol. 136A; Sickenberger, Sep. Abdr. § 356 p. 44.

[43]) memite (mamite) = glaucium; vergl. Diosc. I p. 441, Av. II cap. 470 fol. 148A.

[44]) risi (rizi); über rizum vergl. Av. II cap. 567 fol. 159B.

[45]) Ueber sumac(h) vergl. Av. II cap. 635 fol. 167A.

[46]) sadenegi = ematites; vergl. Av. II cap. 236; wird in den Handschriften häufig mit sehe(n)den(i)gi verwechselt, welches Hanfsamen bedeutet, vergl. hierzu Av. II cap. 656 fol. 169A.

[47]) contingentium.

[48]) jujubae, vergl. Av. II cap. 360 fol. 137A.

[49]) Ueber emblicus vergl. Av. II cap. 224 fol. 123b.

[50]) lingua arietis = plantago, vergl. Av. II cap. 429 fol. 141B.

[50b]) karabe = populus, cf. Av. II cap. 364 f. 137b.

[51]) Zu sandaraca (sandaracha), vergl. Diosc. I p. 787; Av. II cap. 619 fol. 166a; nach Kraus bedeutet es 1) rother Schwefelarsenik 2) ein röthliches Gummiharz, das Wachholderharz.

[52]) colcotar = chalcitis, vergl. Diosc. I p. 780; Av. II cap. 167 fol. 119b.

[53]) lucandus corrumpirt für lucharidis; vergl. hierüber Av. II cap. 431 fol. 142a (= morochthus, est lapis Aegyptius, quo fullones utuntur in dealbatione pannorum; nach Kraus eine weisse Aegyptische Erde zum Kollern der Kleider).

[54]) turbith = turpetum; vergl. Av. II cap. 701 fol. 172b (s. p. 112 der vorl. Ausgabe).

[55]) cad(i)mia auri = clim(i)a auri; vergl. hierzu Diosc. I p. 738; Av. II cap. 164 f. 119b.

[56]) ulcera.

[57]) Cod. Ampl. 245 schaltet ein: cum est.

[58]) faseoli = smilax hortensis, cfr. Av. II cap. 248 fol. 127b.

[59]) storax = styrax.

[60]) sulfur.

[61]) sebesten; vergl. hierüber Av. II cap. 638, fol. 167b; Ausgabe von Plemp fol. 222b = myxae = pruna Sebastena.

[62]) stagnum = stannum.

[63]) Jedenfalls unser Reiswasser.

[64]) zizanium = zinzanium; vergl. Av. II cap. 745 f. 176b (est granum simile frumento).

[65]) Nach Avicenna II cap. 82 f. 108b: been sunt frusta lignea quae sunt radices ex siccitate contractae habentes rugas etc. s. a. Note 112.

[66]) abstergendo.

[67]) acceptum.

[68]) azul = lapis armenius; cfr. Av. II cap. 56 fol. 104b.

[69]) lacticinium = tithymallus, Wolfsmilch, Euphorbium L., vergl. Diosc. I p. 651; Av. II cap. 421 fol. 140b.

[70]) Ergänze mala.

[71]) Ueber siseleos, seseli vergl. Diosc. I p. 403; Av. II cap. 626 fol. 166b.

[72]) Phu, Fu, vergl. Diosc. I p. 20; Av. II cap. 225 fol. 128a (nach Kraus: der grosse Baldrian).

[73]) Aphodil(l)us, affodilus, griech. asphodelus (asphondelus), Goldwurz. Vergl. hierzu Diosc. I p. 311; Av. II cap. 73 f. 107a, ferner im Antidotarius meiner Mondeville-Ausgabe p. 574 § 200 im Kapitel Synonyma, welches eine schöne Fundgrube für mittelalterliche Arzneimittellehre bezw. für Aufklärung über die meisten der hier vorkommenden Namen bietet.

[74]) = buchormarien, s. Mondeville ed. Pagel p. 575 § 205; auch bukhur mariem = κυκλάμυνος Dioscorid. I 303, Weihrauch der Maria.

[75]) harche l. haasce i. e. thymus; Vergl. Av. II cap. 328 f. 134a.

[76]) cordumeni = cardamomum, cfr. Av. II cap. 156 f. 118b.

[77]) blattae (blacte) byzanti(a)e, cfr. Av. II cap. 78 f. 108a (sunt frusta similia unguibus boni odoris aromatica quae administrantur in suffumigationibus. Inquit Dioscorides, est de genere extremitatum ostracorum quae assumuntur ex insula quae est in mari Indiae in loco ejus ubi est spica. Vergl. Diosc. l. 2 cap. 10, I p. 170 de ungue, περὶ ὄνυχος).

[78]) pigani = pegani = πήγανον = ruta, vergl. Diosc. I p. 391 (l. 3 cap. 45).

[78b]) soda bedeutet Kopfschmerz, wird vielfach unflectirt gelassen, epilentia = epilepsia.

[79]) exsiccat.

[79b]) cucurbita, s. Meyer III p. 493.

[80]) armee.

[80b]) Vielleicht memoriae oder intellectus zn ergänzen.

[81]) ulcerum; assehedengi ist Artikel al und sehedengi cfr. Anmerk. 46.

[81b]) aureus = Becher (sc. goldener).

[82]) Zu olus jamenum, vergl. Mondeville p. 574 § 194 f.

[83]) lubue; cf. Av. II cap. 423 f. 141a.

[83b]) radicis.

[83c]) sticados = stoechas, vergl. Dioscorides I p. 373 u. Kraus.

[83d]) staphisagria = Läusekraut = Delphinium staphisagria L.

[84]) Dethin (Dethiu, Dethu), cfr. Av. II cap. 208 f. 122b (est granum simile hordeo et longius et strictius et magis solidum, amarum).

[84b]) epithima = Umschlag.

[85]) Cod. Ampl. 245 schaltet ein: comesta u. setzt statt generant: causant.

[86]) Batheca, vergl. Av. II cap. 89 fol. 109b.

[87]) Zu algarab = al d. arab. Artikel u. garab fistula, Flöte, Rohr, vergl. Mondeville p. 315 Z. 3 v. o.; auch die Krankheit Fistel kann gemeint sein.

[88]) ciconium = cydonium, Quitte.

[89]) Zu emblicus vergl. Avic. II cap. 224 f. 123b.

[89b]) Ergänze im Canon des Avicenna.

[90]) Vergl. hierzu das Kapitel fel bei Avicenna II cap. 250 fol. 127b, ferner für cubugi ib. cap. 182 fol. 121a; cubugi von Plemb in dessen Ausgabe des Avic. p. 226 als khabgj figurirend ist nach ihm coturnix rostro et pedibus rubris (huic perdix forma valde est adsimilis, nach dem Scholium sogar identisch mit perdix, Rebhuhn).

[91]) marc(h)asita oder marchesita i. e. pyrites; cfr. Av. II cap. 464 fol. 147b (Wismuth nach Kraus).

[92]) memithe (mamita) = celidonia agrestis s. Mondev. p. 561 § 53; vergl. noch Anmerk. 43.

[93]) Jedenfalls corrumpirt für unser champignon. — Ferner bemerke ich zu diesem Kapitel: obtalmia habe ich absichtlich in mittelalterlicher Schreibweise beibehalten; soda ist manchmal unflectirt.

[94]) Vielleicht antiquae zu lesen, da ventosae keinen rechten Sinn giebt, es müsste denn mit „vom Wind oder Luftzug herrührend" übersetzt werden.

[95]) Die in Parenthese befindliche Stelle nur in 245 u. ist wahrscheinlich unecht.

[96]) subeth ist arabisch für sopor.

[97]) Ergänze hier confert sonitui oder dolori auris oder ähnliches.

[98]) lichinum ist Charpiewicke.

[99]) sumac(h), Gerberrinde, Gerberbaum, Rhus coriaria s. Avic. II § 635 fol. 167a u. Kraus, s. a. Note 45.

[100]) Sicula = sicla i. e. beta, cfr. Av. II § 636 fol. 167b.

[101]) velamen cerebri ist Gehirnhaut (meninx).

[102]) ysopus latinobarb. für hyssopus.

[103]) Scebran oder scebram i. e. esula cfr. Av. II § 666 fol. 169b.

[104]) = terebinthina, cfr. Av. II § 681 fol. 171a.

[105]) Ueber chimolea, cimolea, chymulia vergl. Av. II § 171 f. 120a. u. Diosc. I p. 824.

[106]) Wohl corrumpirt für rubea oder rubia (tinctorum), nicht zu verwechseln mit rubus, s. Av. II § 572 u. 573 fol. 160b.

[107]) nabativum? offenbar ist hier unser Naphta gemeint.

[108]) tryphera, latwergenartiges Verschönerungsmittel; man unterschied t. magna u. saracenica, cfr. Aegidii Corbol. carm. ed. Choulant p. XXXIII.

[109]) Offenbar unser bechicae.

[110]) latinobarb. für caryophyllus, Gewürznelke.

[111]) = cydonium, cfr. Anmerkung 88.

[112]) Been = ben oder ban ist βάλανος μυρεψική, Diosc. I p. 645, entweder moringa pterygosperma oder m. aptera Gaertner (cfr. Sickenberger Sep. Abdr. p. 28). Die Samen geben das feinste aller vegetabilischen Oele, das schon im Alterthum allgemein zum Aufsaugen sehr flüssiger, nicht durch Destillation abzuscheidender Blumenparfüme verwendet wurde (vergl. auch Anmerkung 65).

[113]) baurac (unser borax) ist im Mittelalter synonym für nitrum, sal nitri Salpeter.

[114]) In den Codices undeutlich, vielleicht auch puniperus zu lesen.

[115]) valde epati opilato.

[116]) taquinum = arab. takwîm (tacuin) = dispositio, Ordnung, Plan.

[117]) Die Form alemberberis, welche einige Codices haben, ist offenbar corrumpirt; vielleicht haben die unwissenden Abschreiber dabei an alembicus (Destillirhelm) gedacht.

[118]) tut(h)ia ist unreines Zinkoxyd; das eine Zeile früher erwähnte talk (talch) deckt sich nicht ganz mit unserem Talk sondern ist nach Plinius u. Agricola = lapis specularis, Fraueneis, Marien-

glas, also das blätterige Kalksulphat, vergl. Kraus u. Avic. II § 686 fol. 171a.

[119]) Tri vergl. Avic. II § 680 fol. 170b („est sicut corrigie factum ex azymo quod coquitur in aqua cum carne et sine carne et nominatur in terra nostra reste").

[120]) Zu secacul vergl. Av. II § 663 fol. 169b (est sicut virtus bauciae).

[121]) carachi corrumpirt für kharatin (cfr. Mondeville ed. Pagel p. 572 § 180).

[121a]) ozimi (ocimi); ocimum (ocinum), ein zweifelhaftes, schon zu Columella's oder gar Macer's Zeit nicht mehr übliches, zur Familie der Leguminosen gehöriges Futterkraut, zu unterscheiden von ὤκιμον der Griechen und ocymum der späteren Römer, welches zu den Labiaten gehört und im Garten gezogen ward (s. Meyer I p. 344). Nach Kraus ist es Basilicum. Ueber ozimum garyophyllatum s. Av. II § 254 fol. 128A.

[122]) Ergänze scabiei.

[123]) usifur, uzifur; vergl. Avic. II § 719 fol. 174a; ejus virtutis est virtus cerussae.

[124]) Spreuartig.

[125]) alchitis corrumpirt für asclitis ist unser ascites. Vergl. Av. f. 14 tr. 4 cap. 13.

[126]) (h)exagium ein Arzneigewicht von 4 Scrupeln, sextula der Römer.

[127]) scenosa heisst wohl mit einer Hülle, Haut, Gehäuse versehen (von σκῆνος, Wohnung, Zelt), oder es bedeutet nach Avicenna (Ausg. v. Vened. 1584, Register der arab. Namen p. 13) die arab. Bezeichnung für syrisch („Sceni est regio Syriae, inde scenium dicitur id quod ibi erit").

[128]) musa (muza, muccia) unser Muss (Avic. sagt deutlicher: muza ex eis nämlich prunis).

[129]) Im eigentlichen Sinne des Worts.

[130]) Vielleicht corrumpirte Abbreviatur für arab. Artikel und Sanâ-i Mekki (s. Muwaffak ed. Achundow p. 86).

[131]) sophistare heisst verfälschen, unecht machen. Mondeville erwähnt beispielsweise in Tr. III doctr. cap. 7 (ed. Pagel p. 392) den balsamus sophisticatus.

[132]) Den folgenden Abschnitt bis zum Schluss publicirte der Herausgeber mit deutscher Uebersetzung bereits in einem besonderen Aufsatz in der Pharmaceut. Post, Wien 1893 No. 11 u. 12 u. d. T.:

„Ueber die Grundsätze bei Arzneiverordnungen und -Mischungen im Mittelalter mit besonderer Berücksichtigung der Areolae des Joh. v. St. Amand (13. Jahrhundert)“.

[133]) F. 245 schaltet ein: ℥ 1.

[134]) vel minus.

[135]) ipsa.

[136]) medicina.

Berichtigung.

S. 27 Z. 13 v. o. crocarnia wohl entschieden corrumpirt und dafür crocoma zu lesen, ebenso statt oculi in derselben Zeile zu setzen olei, also: crocoma i. e. faex olei decocti cum croco (s. a. Av. II § 162 fol. 119a); ebenso S. 75 letzte Zeile statt crotonia besser crocoma zu lesen (gleichfalls nach dem gedruckten Avicenna l. c.).

S. 127 Anmerk. 90 Z. 2 lies: bei Plemp (statt von Plemb).

Register

der in den Areolae erwähnten einfachen Arzneistoffe

B.

bateca
(s. viola indus u. melo saracenicus)
baucia silvestris
bauciae silvestris semen
bdellium
bedeg(u)ar
been
bellericus
bengi
(hyoscyamus albus)
berberis
berengesif
(s. abrotanum)
bessegassen
(s. coriandrum)
beseguessen
(s. capillus Veneris)
bethfagen
(s. capillus Veneris)
bitumen
bitumen judaicum
blattae byzantiae
bolus armen.
bombax
borago
(s. a. corodar)
bryonia
buchormarien
(s. facalesus)
buglossa
(s. lingua bovis)
butyrum

C.

cadimia auri
calamentum
calamus aromat.
calcantum
calx abluta
calx viva
camomilla
camphora
canabs
canabis semen
(s. a. sehedengi)
cancer marinus
cantharis
capillus Veneris
(s. a. beseguessem u. bethfagen)
capparis radix
caprae epar
„ lac
caprifolium
carachi
(s. lumbrici terrae)
cardamomum
caro animalium habentium rostra
„ luporum
„ ranae
„ vaccina
cartamum
carthamus indus
(s. a. grana nil)
carvi semen
caseus
cassia
cassia fistula
castanea
castoreum
cauda equi
caulis
centinodium
centaurea
{ cepe
{ cepae bulbus
cera

D.

E.

F.

faba
facalesus
  (s. buchormarien)
faex aceti
  (s. tartarum)
„ olei
  (s. crocoma)
„ „ de lilio
„ „ olivarum
farina fabarum
„ lollii
„ lupinorum
„ amarorum
„ ordei
„ orobi
„ tritici
faseoli
fel (animalium habentium venenum)
„ vulpis
fermentum
ferrum
ferri aerugo
„ scoria
fessire
  (s. vitis alba)
ficus
fici lac
fisticus
fistula pastoris
foeniculum
foeniculi semen
foenugraecum
  (helbus)
fraxinus
  (s. a. denidar)
fuligo
fumus terrae
  (s. a. sataregum)
fungi
furfur

G.

galbanum
galla
galla viridis
„ adusta in oleo
gallina
gallinae cerebrum
garyophyllus
gentianae radix
gipsum ablutum
glans
glandis cortex
gleons
  (s. grana pini)
gluten
grana nil
  (s. cartam. ind.)
granatum
granatum acetosum
granatorum cortices
gummi arab.
gumma albotin
  (s. a. terebinthina)

H.

harche
harmel
  (s. a. myrrha)
hasce
hederae muscus
helbus (foenugraecum)
  (s. a. nechia)
hermodactylus
hirundo

---

[1]) über maru s. Meyer II p. 42 (= origanum Sipyleum).

T.

U.

V.

MIX
Papier | Fördert gute Waldnutzung
FSC® C083411

Zeitfracht Medien GmbH
Ferdinand-Jühlke-Straße 7
99095 Erfurt, Deutschland
produktsicherheit@kolibri360.de

FSC
www.fsc.org
MIX
Papier | Fördert gute Waldnutzung
FSC® C083411

Zeitfracht Medien GmbH
Ferdinand-Jühlke-Straße 7
99095 Erfurt, Deutschland
produktsicherheit@kolibri360.de